周忠蜀

图解专业育儿 1

新生儿护理

周忠蜀　著

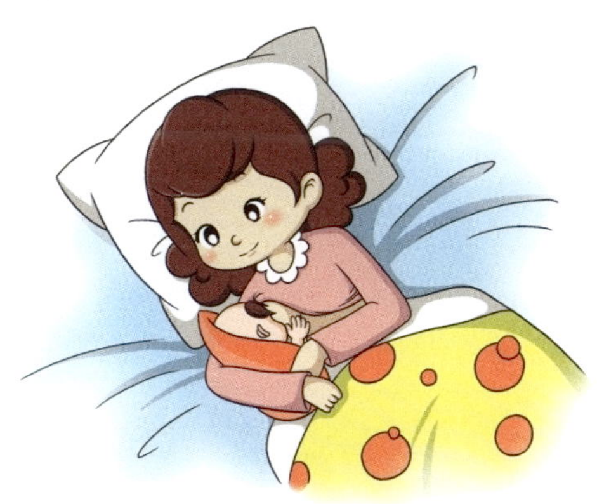

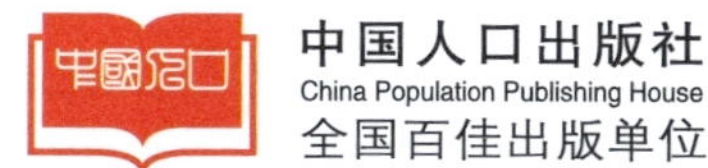

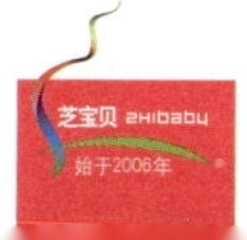

图书在版编目（CIP）数据

新生儿护理 / 周忠蜀著. -- 北京 : 中国人口出版社, 2015.2

（周忠蜀图解专业育儿 1）

ISBN 978-7-5101-2743-4

Ⅰ. ①新… Ⅱ. ①周… Ⅲ. ①新生儿－护理－图解 Ⅳ. ① R174-64

中国版本图书馆 CIP 数据核字（2014）第 173842 号

周忠蜀图解专业育儿 1　新生儿护理

周忠蜀　著

出版发行　中国人口出版社
印　　刷　北京缤索印刷有限公司
开　　本　787 毫米 ×1092 毫米 1 / 24
印　　张　6
字　　数　100 千字
版　　次　2015 年 2 月第 1 版
印　　次　2015 年 2 月第 1 次印刷
书　　号　ISBN 978-7-5101-2743-4
定　　价　29.90 元

社　　长　张晓林
网　　址　www.rkcbs.net
电子信箱　rkcbs@126.com
总编室电话　(010)83519392
发行部电话　(010)83514662
传　　真　(010)83519401
地　　址　北京市西城区广安门南街 80 号中加大厦
邮　　编　100054

前言

foreword

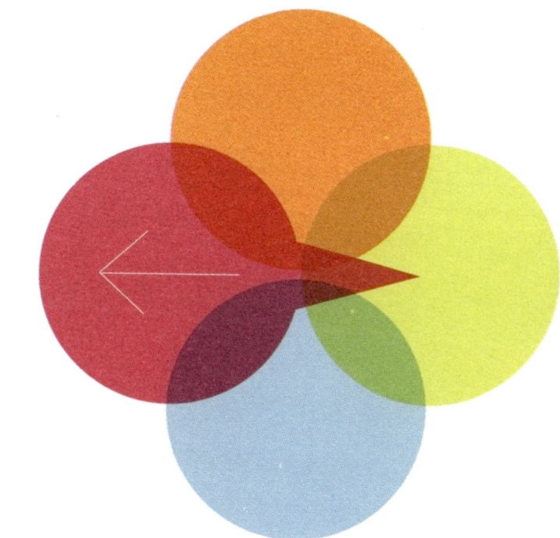

育儿，是每位父母都乐意参与其中的事，可也是令很多父母头疼的烦事！看着小宝贝一天天长大，每位父母心中的自豪感都会油然而生。育儿并不是一件易事，父母总是不明白小宝贝为什么这么容易啼哭。这就要求父母对育儿有一个科学的认识。

新生儿呱呱落地，妈妈激动的泪水划过脸颊，从此，甜蜜的二人世界变为幸福的三口之家。但是，新生儿完全没有自理能力，还极易生病，需要爸爸妈妈小心呵护，一旦照顾不周，新生儿的健康就会受影响。若是爸爸妈妈懂得一些护理之道，新生儿不仅可以拥有健康的身体，还可拥有聪慧的头脑，这一切都在于爸爸妈妈怎样“育儿”！

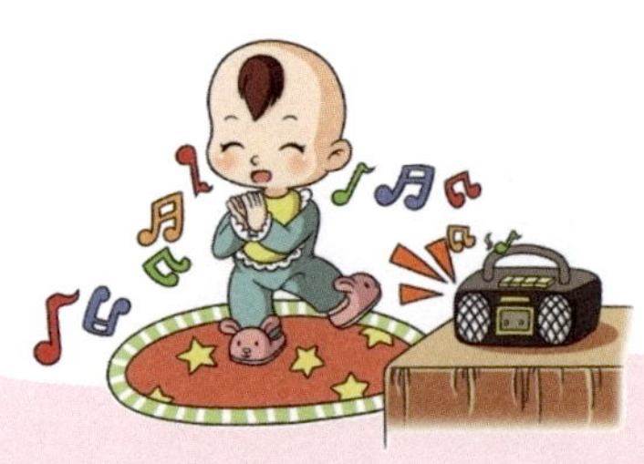

本书就是以这两点为宗旨，从新生儿发育特点、科学喂养、日常生活护理、常见问题、常见疾病、早教等方面来讲述，力求帮助新手父母对育儿知识有一个全面科学的认识,对待新生儿问题时能从容处理,并懂得一些早教常识，让新生儿健康又聪明。

从现在起，让我们为打造健康、聪慧的小宝贝而努力！每天学习一点育儿知识，这样在照顾新生儿时，才能做到有条不紊，应对自如！

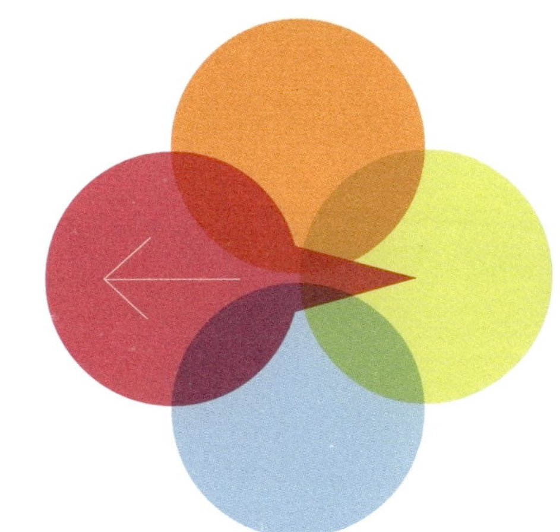

目录

contents

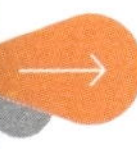

第一章　新生儿生长发育的特点

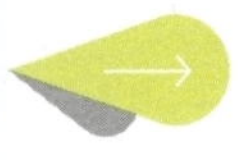

第二章　新生儿的科学喂养

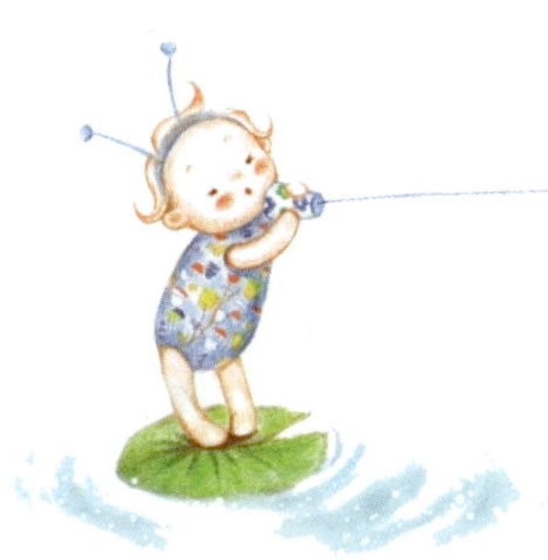

第三章　新生儿的日常生活护理

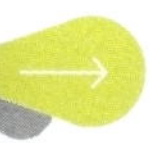

第四章　新生儿常见问题及对策

第五章　新生儿常见疾病及对策

第六章　新生儿给妈妈出的“难题”

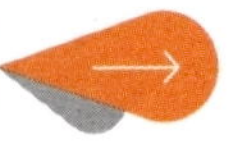

第七章　新生儿的早教训练

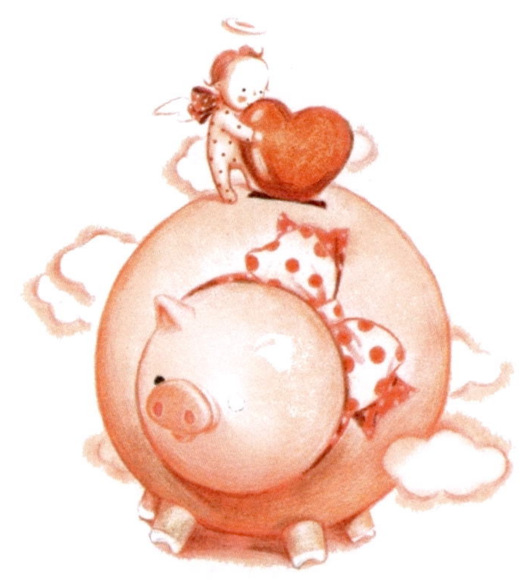

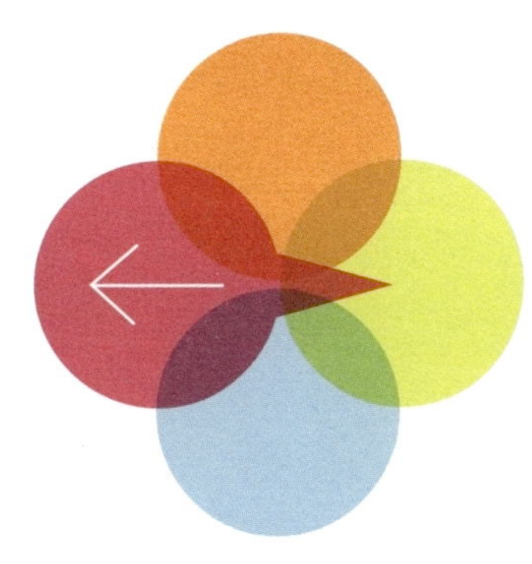

第一章

新生儿生长发育的特点

哇，哇哇……伴随着一声声啼哭，新生儿呱呱落地了。妈妈流下喜悦的泪水，全家人围着新生儿忙前忙后，这种幸福的感觉只有真正养育过宝宝的爸爸妈妈才懂得……但是，在关注新生儿健康的时候，你知道新生儿的生长发育特点吗？

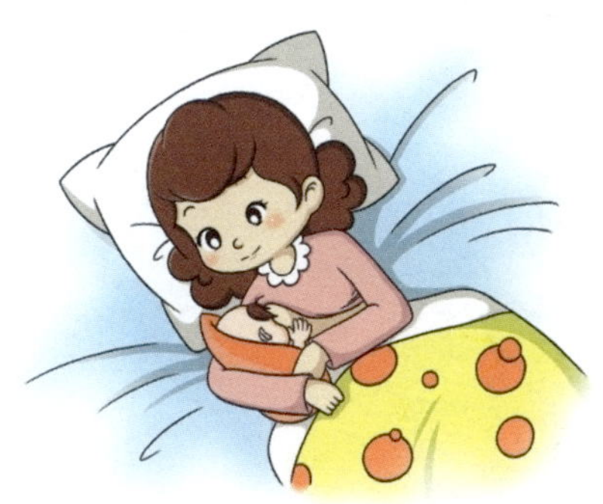

新生儿的体格标准（1）

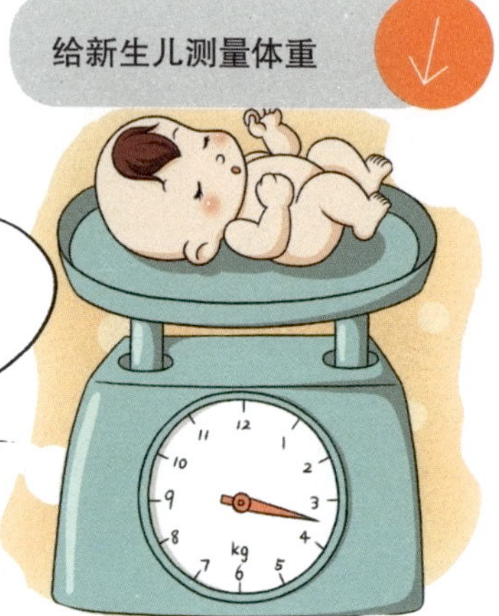

新生儿一出生，医生都会给新生儿测量体重，通过此法，妈妈可以知道自己宝宝的体重是否正常，体重的标准范围是 2500 ~ 4000 克。

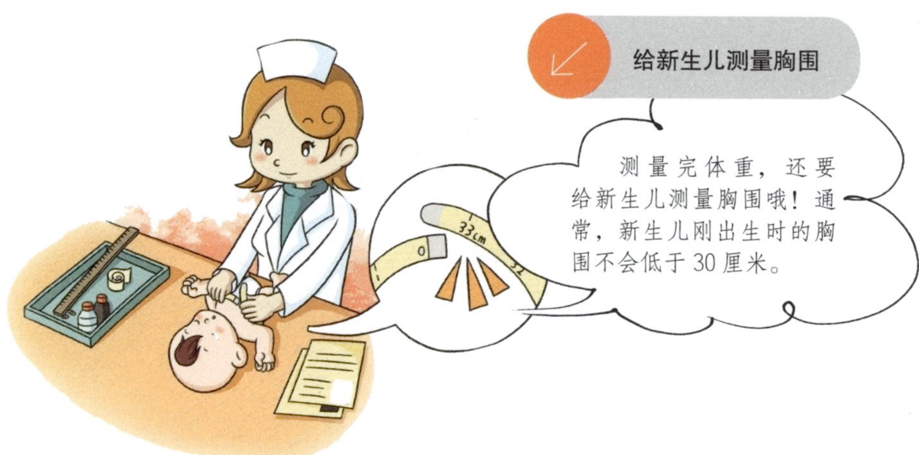

测量完体重，还要给新生儿测量胸围哦！通常，新生儿刚出生时的胸围不会低于 30 厘米。

新妈妈，你知道吗？

对新生儿进行分类，可采取以下方式：

1. 根据分娩时的胎龄（从母亲末次月经的第一天算起到分娩为止这段时间，一般为 40 周）分类：足月儿（胎龄满 37 周，不满 42 周）、早产儿（胎龄满 28 周，不满 37 周）、过期产儿（胎龄 42 周以上）。

2. 根据体重值分类：正常体重儿（体重大于等于 2500 克，小于 4000 克）、低体重儿（体重小于 2500 克）、巨大儿（体重大于等于 4000 克）。

3. 根据出生后的健康状况分类：健康新生儿（无任何危象的新生儿）、高危新生儿（出现危象或可能发生危重情况的新生儿）。

新生儿的体重及测量方法

新生儿诞生时的平均体重为 3000 ～ 3300 克。通常，新生儿期体重的多少与妈妈的身体素质和孕期生活水平、保健水平以及营养的吸收大有关系。最新统计表明，现在新生儿平均体重已达 3500 克，目前还有继续增长的趋势。

给新生儿测量体重可用新生儿磅秤，测量时先在秤盘上垫上一块绵软的布，再将新生儿放于秤盘中央即可读取新生儿的体重。称好体重后还要将布称一下，减去其重量就是新生儿的净体重。

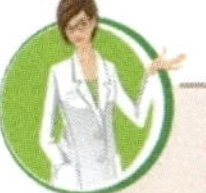

没有磅秤怎么测量体重

可由爸爸或妈妈抱着宝宝站在普通磅秤上称体重，然后再称爸爸或妈妈的体重，用第一个重量减去第二个重量并扣除宝宝的衣服、尿布等的重量，即为宝宝的体重。

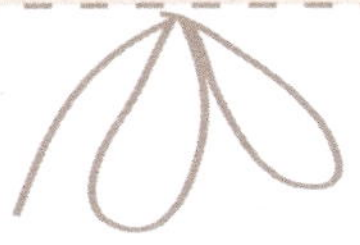

新生儿的体格标准（2）

给新生儿测量身长时要注意，新生的四肢都不能完全伸直，所以不要对其四肢进行强拉硬拽。
48 49 50cm
给新生儿测量身长

给新生儿测量头围
给新生儿测量头围的时候可以用卷尺，通常新生儿的头围不会低于30厘米噢！
35cm 34

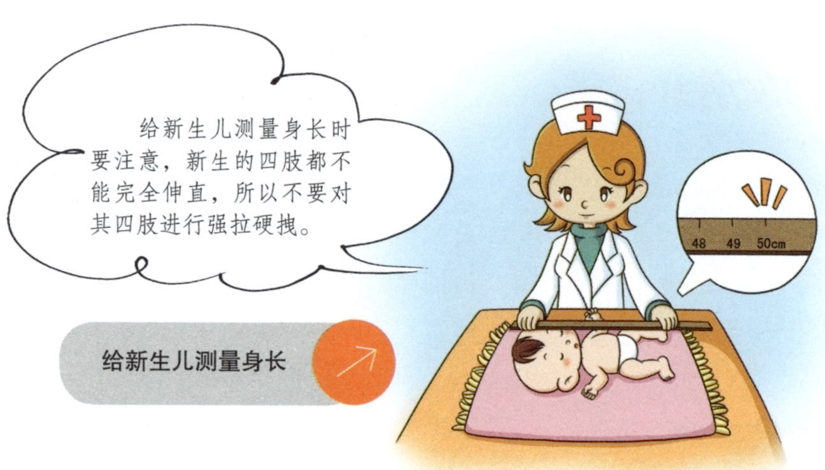

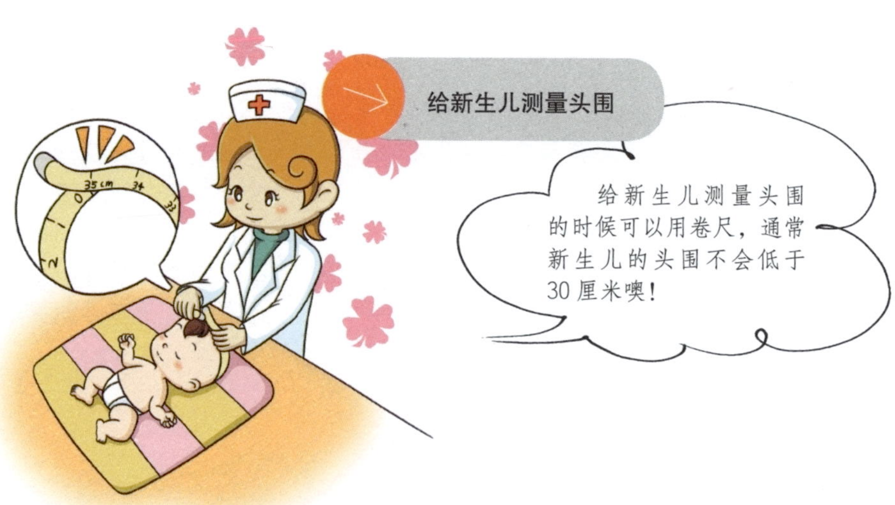

新妈妈，你知道吗？

新生儿的身长及测量方法：正常足月的新生儿，出生时一般身长为 47 ～ 52 厘米，平均为 50 厘米。男婴和女婴只有 0.25 ～ 5 厘米的差别，到满月时男婴身长平均约为 54.5 厘米，女婴身长平均约为 53.5 厘米。

测量前应先除去新生儿的衣服、被褥并去掉尿布。测量时，让新生儿仰卧于量床或量板的底板中线上，头接触头板，脸朝正上方。测量者位于新生儿的右侧，左手握住新生儿的两膝并将两膝轻柔地按于量床或量板的底板上，使新生儿的两下肢并拢、伸直并紧贴量床或量板的底板；测量者右手移动足板，使其接触新生儿两脚的脚跟，再读取身长的刻度。

没有量床或量板怎样测量身长

可以让新生儿躺在桌上或木板上，用两块较硬的物品，如书、硬纸板等分别放在其头顶和足底作为头板和足板，量法和量床或量板的量法一样，记录长度时可用软尺，从头板内侧量至足板内侧即为新生儿的身长。

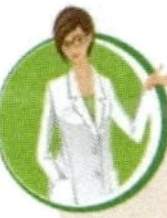

新生儿的头围

新生儿出生时头围为 33 ～ 35 厘米。头围过大或过小都要到医院做进一步检查，以排除异常情况（如脑积水、小头畸形等）。最新统计显示，目前新生儿期宝宝的平均头围已达 35 厘米。满月时平均增加 2.3 厘米，此时可达 36 ～ 37 厘米。

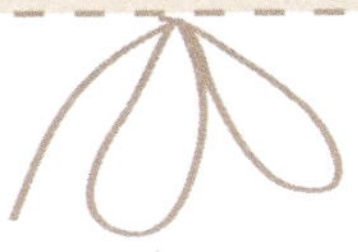

新生儿的发育特征（1）

刚出生的新生儿便会吮吸奶水

新生儿的运动技能发育不完善，其运动只是一种反射，比如，吮吸反射，刚刚生下来的新生儿就具备了吃奶的能力。

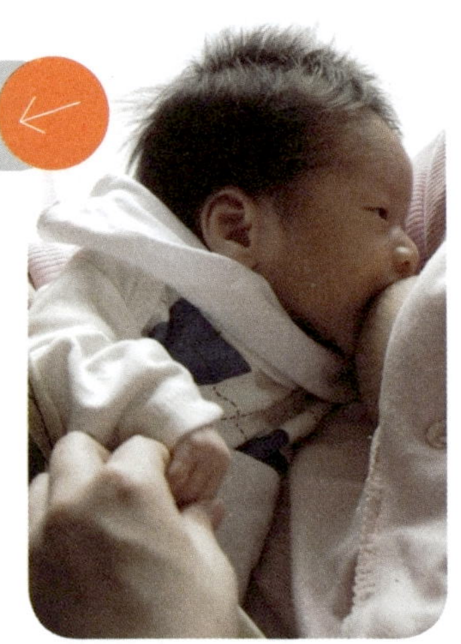

新生儿的笑

新生儿在出生几天后就会有笑的表情了，但这种笑完全是自发的，没有什么真正意义。

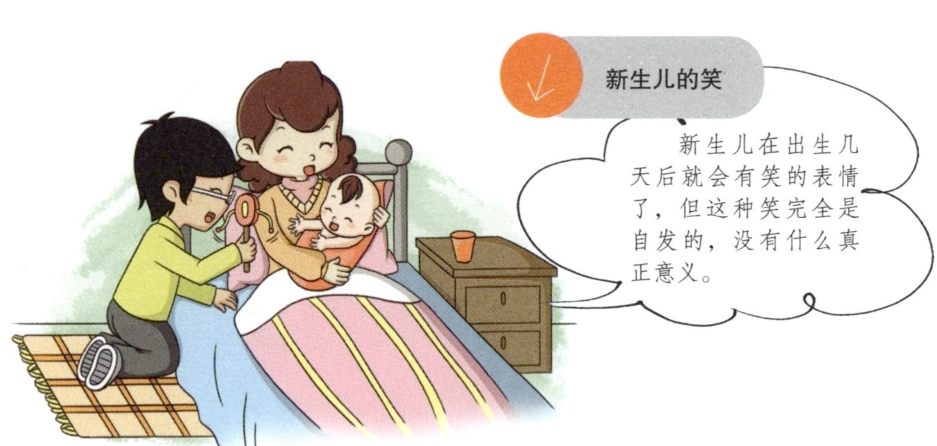

新妈妈，你知道吗？

新生儿的头很大，约占身长的1/3，细小的腿，麻秆似的小胳膊，鼓起的肚子和一张被羊水浸泡的小脸。新生儿的头发有的茂盛，有的稀少；发质有的平滑如贴，有的却是扎扎毛。还可以看得到头皮下密布的血管，以及天灵盖上方中央，有随着脉搏跳动的前囟门。

新生儿的眼睛可能充血，或是浮肿得睁不开；鼻子扁平，两颊可能不对称。

新生儿的皮肤呈现粉红色，其上或许还黏着尚未完全脱落的胎脂。屁股上还可能有蒙古斑（青紫胎记）。

有心智反应

当新生儿把注意力集中在妈妈脸上时，会随着眼睛的转动看着妈妈面部的中部横线，嘴像鱼嘴那样动，这是新生儿试图说话的最初表示。

运动反射能力

平时新生儿的小手呈拳头状，当碰触新生儿时，他的小手就会抓过来，并且抓得死死的，这就是新生儿的握持反射。新生儿的运动机能发育尚不健全，其运动仅仅是一种反射活动。但这种握持反射几周内就会消失。

吮吸反射使新生儿可以找到食物的来源。饿的时候，新生儿就会移动头部，当任何物体接近嘴角时，他都会将头转过来，认为是妈妈的乳房。

听力很敏锐

新生儿的听力很敏锐，尤其对爸爸妈妈的声音更敏感。这是因为当他还在妈妈子宫里时，就熟悉了爸爸妈妈的声音。

新生儿的发育特征（2）

新生儿排尿次数多

新生儿的膀胱很小，有时排尿的次数很多，所以，妈妈一定要留心观察新生儿哦！不要让他的小屁屁浸泡在大小便中！

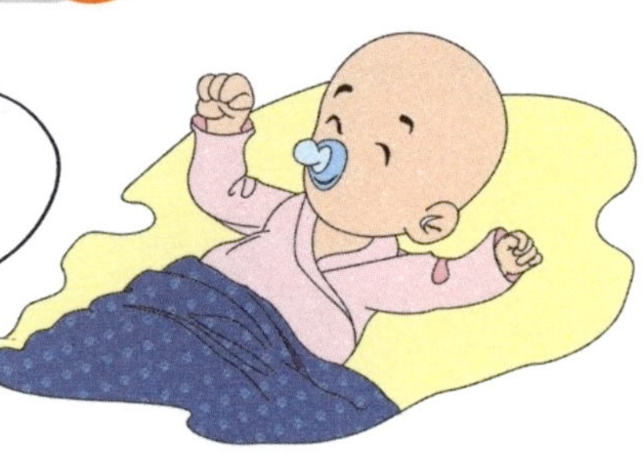

新妈妈不宜长时间抱新生儿

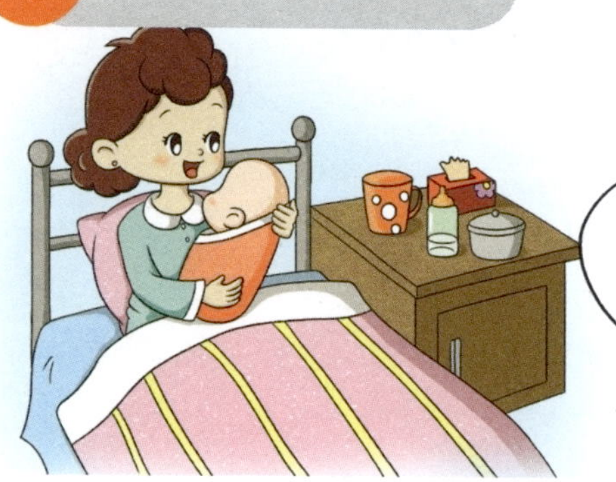

新生儿出生后，睡眠时间很长，可以说是在“睡中长”，所以，不用总是抱着宝宝。再者，新妈妈历经了生产，总抱宝宝，也不利于身体恢复。

新妈妈，你知道吗？

胎便：新生儿在出生后的24小时内，首次排出墨绿色大便（胎便）。胎便可排2～3天，以后可逐渐过渡到正常的新生儿大便。如果新生儿出生后24小时没有排出胎便，就要告知医生，以排除肠道畸形的可能。

新生儿正常的大便是金黄色、黏稠、均匀、无特殊臭味。母乳喂养的新生儿每天大便3～5次；人工喂养的新生儿1～2次。

排尿

排尿是人体反射，新生儿排尿还不会控制，有尿就排。

新生儿膀胱小，储存量低，加之每天的吃奶次数多，每天排尿次数就多。新生儿每天排尿20多次，差不多十多分钟一次。正常新生儿的尿液呈微黄色。如果尿液较黄，不容易洗净，应做尿液检查。

呼吸频率快

新生儿呼吸频率较快，每分钟约40次。如果新生儿呼吸每分钟超过80次，或者少于20次，应马上带其去医院检查。

有心脏杂音和心律不齐的现象

新生儿诞生的最初几天心脏有杂音，可能是因为新生儿的动脉导管暂时没有关闭，血液流动的声音，属于正常现象。随着时间的推移，动脉导管关闭后，心脏杂音就会消失。

新生儿的心率波动范围较大，出生后24小时内，心率可能为每分钟85～145次；出生后一周内，可每分钟100～175次；快出满月时，可每分钟115～190次。

每个新生儿的情况是有差异的。新生儿父母要掌握自己宝宝的具体规律和情况。

新生儿的个体差异

新生儿不一定爱哭
看着这个小家伙，星星都出来了，他还在哭闹不停！但不是所有的新生儿都这样，有些新生儿就很安静，很少哭闹，除非感到特别饥饿才会哭。
总吃奶的新生儿最省心
对于新生儿，如果母乳喂养，不要限制他的吃奶次数，采取按需喂养的原则，想吃就让他吃。

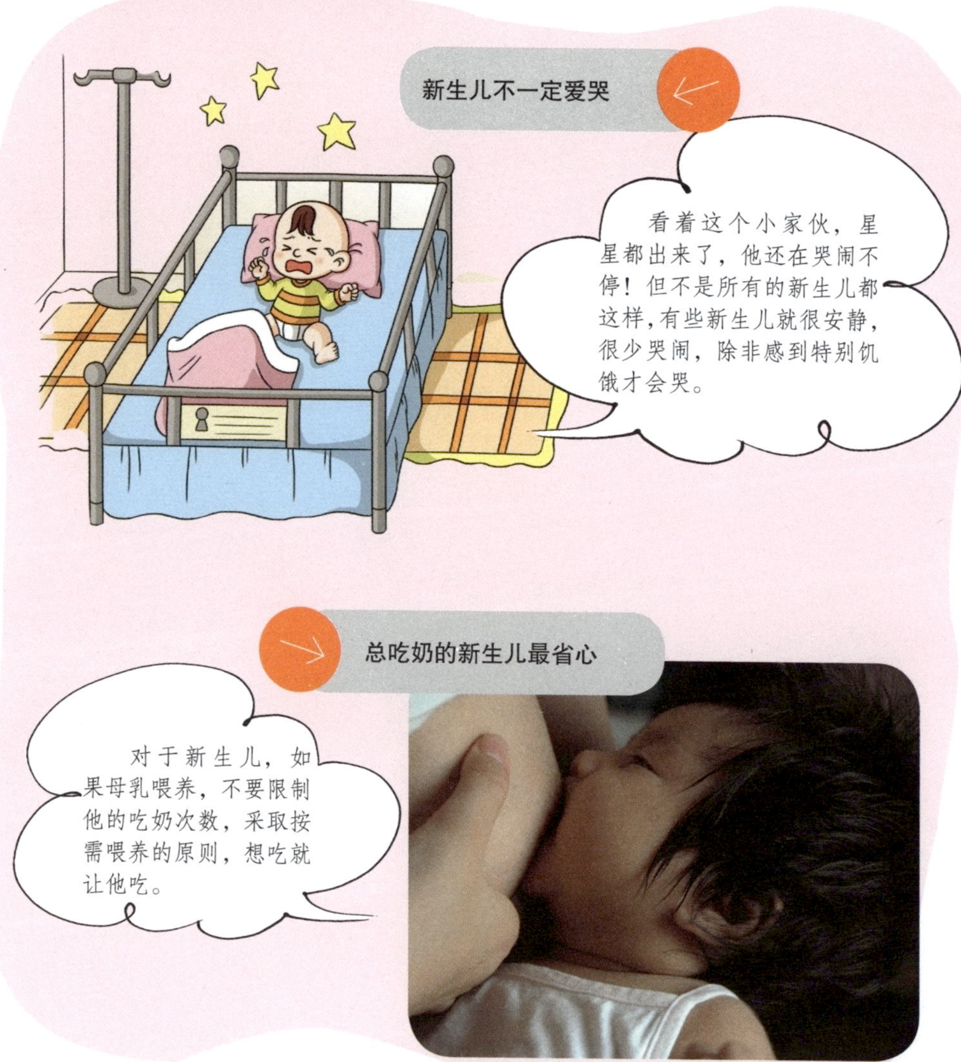

新妈妈，你知道吗？

新生儿的睡眠时间存在着很大的个体差异。有时一天睡十八九个小时；有时一天仅睡十六七个小时，甚至刚出生 3 天的新生儿，白天会有很长的一段时间不睡觉，这都是正常的。新手爸妈不要总担忧新生儿的睡眠，只要让新生儿吃饱了，舒服了，有较好的睡眠条件就可以了。

有的爱哭有的不爱哭

新生儿爱哭与否，从刚生下来后就能看出来。爱哭的新生儿听到声音咧嘴就哭，肚子稍微饿了也哭，刚一尿湿也哭……哭声大而有力，而且有眼泪。相反，不爱哭的新生儿，肚子要是不饿或没有尿湿就不哭，一天之中相对比较安静。

新生儿的生殖器官

有的刚出生的女宝宝阴道可能会有一点点出血的现象，或者有些男宝宝和女宝宝的乳房还会有增大的情况发生，甚至有的在最初的两周里还会有乳汁分泌出来，这些都是正常的，妈妈和家人不用担心。这是因为宝宝出生前在子宫里通过胎盘接受到的性激素刺激造成的，出生后不久就会消失的。

新生儿的皮肤

刚出生的宝宝皮肤似乎不是那么好看，有的新生儿受凉了，皮肤就会青一块紫一块的；如果捂着了，热了，皮肤上又会出现皮疹。新生儿的手和脚还会在出生后的1～2周内有蜕皮现象。

绝大多数新生儿都会有黄疸发生。生理性黄疸一般在出生后两三天的时候出现，皮肤浅黄色，但大多在7～10天时消退。但要密切关注宝宝黄疸的情况，如果黄染的范围扩大到四肢和手脚心，就有可能是病理性的黄疸，必须及早就医。

刚出生的新生儿是什么样子

新生儿在刚刚出生时，正常的体重不会在2500克以下，身体的长度为50厘米左右，所有的器官功能已经发育完好。健康的新生儿刚刚出生时，马上就会啼哭，且哭声很大，呼吸不紊乱，身体活动有力度，但四肢不能伸直，只能屈曲着。

新生儿从出生的那一刻起，就已经有维持生存的神经反射了，若是妈妈把自己的手指触碰新生儿的嘴边，它的小脸马上就会转动到你触碰他的一面，并张开小嘴巴找碰他的东西，其实这就是新生儿的“觅食反射”。

新生儿存在很多个体差异，比如，吐奶的情况，有的吃母乳或牛奶的新生儿（以男宝宝居多），吐奶就像喷水一样，但宝宝没有一点痛苦的样子，情绪很好；也有的新生儿吃完奶后，妈妈拍一拍后背打个嗝就没事了，偶尔会有溢奶现象。

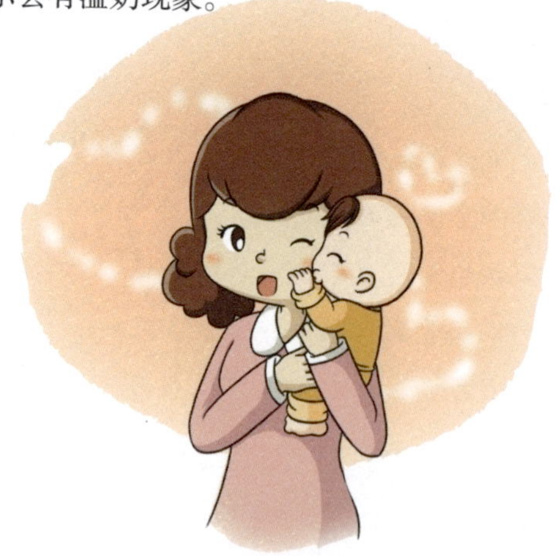

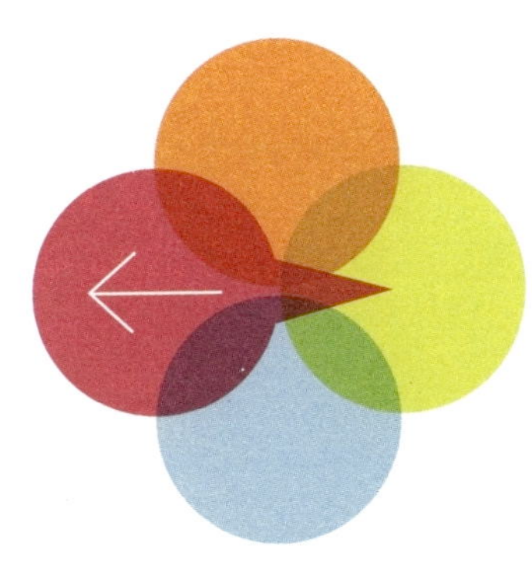

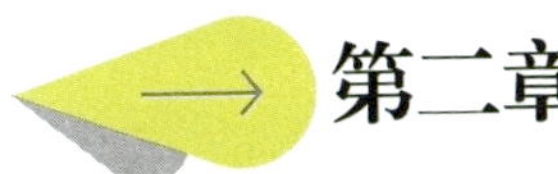

第二章

新生儿的科学喂养

新生儿的第一个追求，就是寻找“奶源”。作为妈妈，可以给新生儿哺乳，是一件幸福又温馨的事情。只有新生儿吃饱了，才能健康快乐地成长，这是最基本的，也是最重要的。

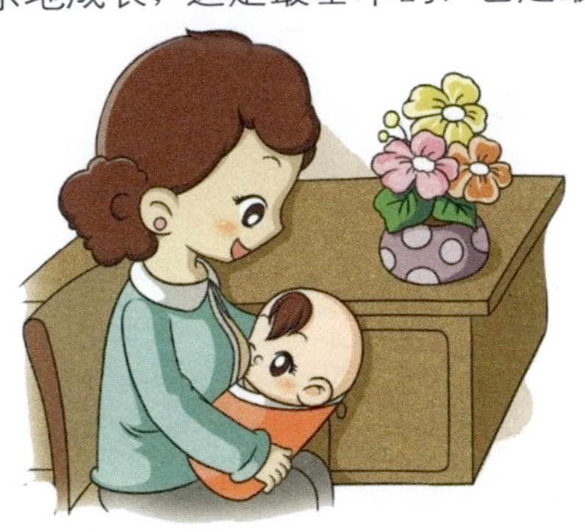

提供新生儿生长发育所需的营养素

新生儿出生后的半年内只吃母乳，完全可以满足其自身的营养需求，不需要再添加其他食物啦！
母乳喂养，宝宝什么都不缺
可适当带新生儿去屋外
多数新生儿和妈妈一样，要在屋子里度过一个月，其实，如果生产时季节较好，在天气好的时候，如果带着新生儿到屋外或庭院中转转，新鲜的空气会让新生儿更愉快！

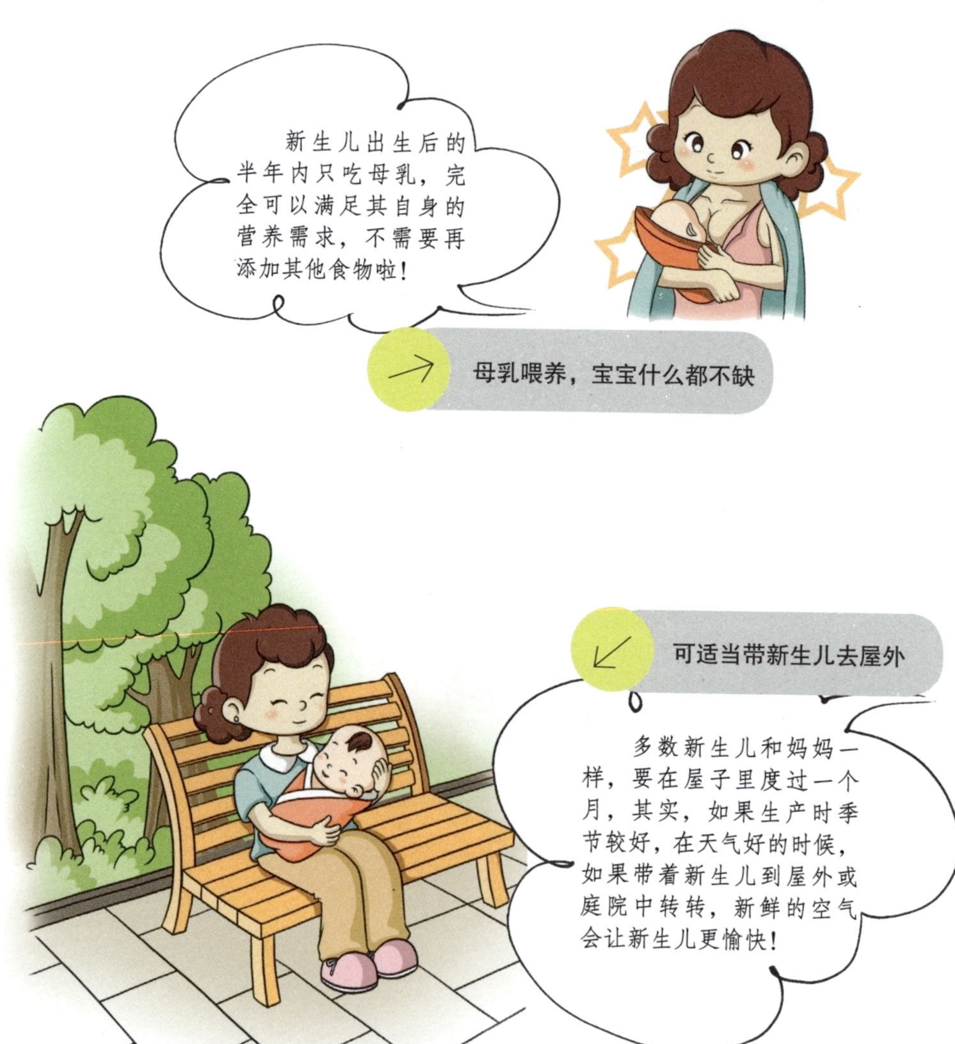

新妈妈，你知道吗？

新生儿生长发育所需要的营养素，母乳中全部都有。

妈妈要多喝一些催乳的汤类，每天要多吃几餐，这样才能够保证新生儿出生后的营养。

要知道，妈妈的营养跟上了，母乳就会有新生儿最需要的蛋白质和脂肪，比例也最为恰当；母乳就会有足够的维生素，吃母乳的新生儿不需要额外添加；母乳中的铁也最有利于新生儿吸收、利用，吃母乳的新生儿极少会发生缺铁性贫血；母乳中的盐、钙、磷的含量能恰到好处地满足新生儿的需要；母乳中含有能帮助新生儿消化脂肪的脂肪酶；母乳能够给新生儿提供足够的水分。不仅如此，母乳还是新生儿最有效的免疫药物，为新生儿一生的健康打下坚实基础。

不必额外补充营养

理论上说，营养素应该是根据新生儿的生长状况按比例摄入，但可能不会有哪一个家庭能够根据要求时时计算，那样不现实（即使是吃配方奶也只能大致估算）。

事实上，只要妈妈乳汁充盈，新生儿吃得饱、吃得好，新生儿生长发育所需要的营养素就不会缺乏。

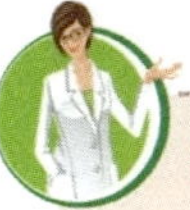

新生儿一天吃几次奶

新生儿出生后 1 ~ 2 周内，吃奶次数比较多，有的 1 天可达 10 次以上，即使是后半夜，吃得也比较频繁。到了 3 ~ 4 周时，吃奶次数会有所下降，睡眠好的宝宝从后半夜往往一觉睡到天亮，5 ~ 6 个小时可以不醒、不吃奶。

不要忽视初乳

初乳不能丢
初乳中含有多种蛋白质，进入新生儿的肠道后，会在表面形成一个“保护层”，抵御病菌的入侵，从而减少新生儿生病的概率。

新生儿越早吸奶越好
新生儿在出生后第一个小时是个敏感期，且在出生后 20 ~ 30 分钟的新生儿的吮吸反应最强。若此时没有吮吸妈妈的乳房，可能会影响以后的吮吸能力。

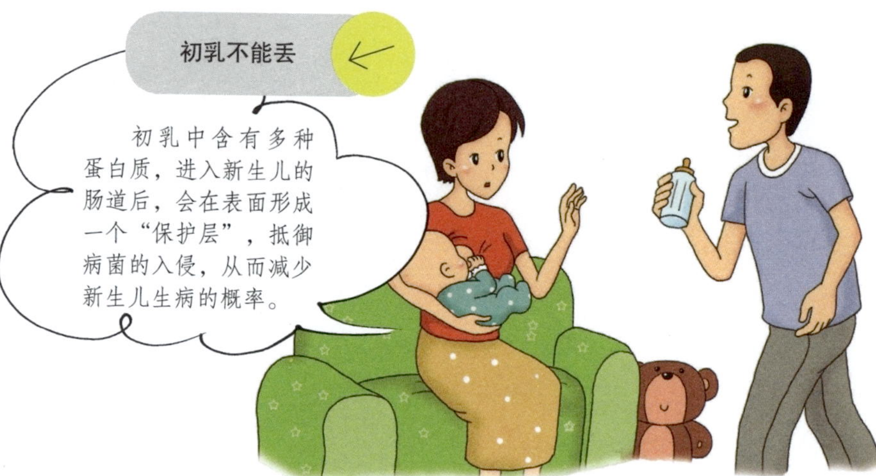

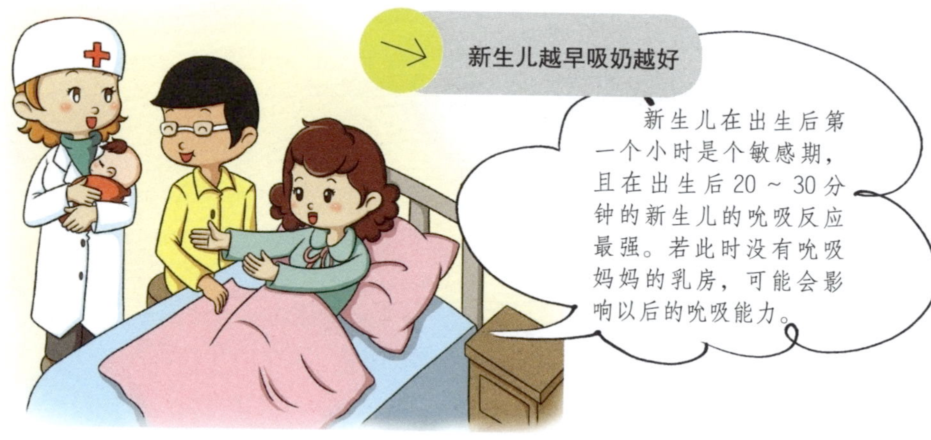

新妈妈，你知道吗？

生下新生儿后（一般在1～2天后）妈妈的乳房开始发胀，这表明乳房开始分泌乳汁。先是一种淡黄色清澈的乳汁，它的功用很大，可以促进新生儿的消化系统发育，并防止感染，这就是初乳。

什么时候的乳汁为初乳

根据产后不同的时期，一般常把母乳分为初乳、过渡乳和成熟乳。产后5日内的乳称初乳，产后6～10日的母乳称为过渡乳，产后11天至9个月的乳汁为成熟乳，10个月以后的就是晚乳。

初乳与成熟乳的差别

据测定每升初乳含蛋白质23克，比成熟乳约高一倍，而分泌型免疫球蛋白A比成熟乳高达10倍之多。此外，初乳中还含有白细胞。

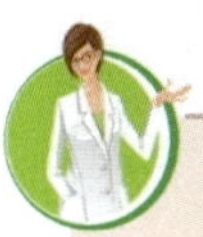

初乳对于新生儿的重要性

初乳中含有多种蛋白质，当新生儿吸入乳汁后，这些物质可吸附在肠黏膜表面，形成一层保护膜，从而阻止病原菌的侵入。初乳中的白细胞，有吞噬作用，新生儿出生后，自身缺乏免疫力，初乳能提供较丰富的抗体和免疫物质，起到天然的屏障保护作用，防止新生儿感染性疾病的发生。

初乳还具有缓泻作用及溶蛋白的效用，有利于排除黏稠的胎便，防止新生儿发生胎便性肠梗阻。

母乳喂养在行动

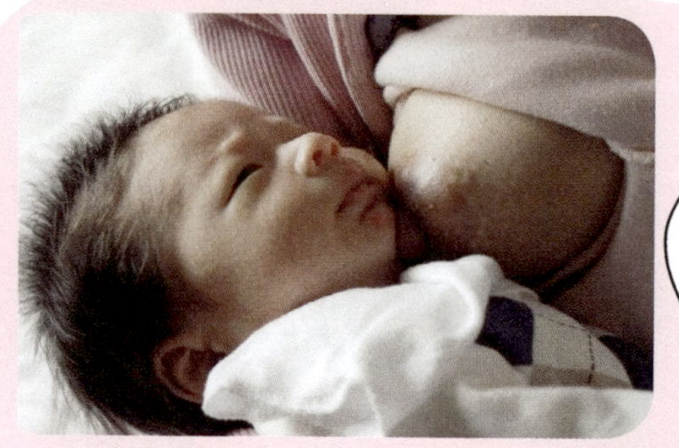

给新生儿喂母乳，能够让新生儿得到一种极大的安全感。因为与妈妈的接触，妈妈身体的气味是宝宝最熟悉的味道。

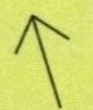

母乳喂养能给新生儿安全感

让新生儿含住乳晕

在喂养新生儿时，妈妈要注意让新生儿将整个乳晕全部含住，这样有利于新生儿吮吸，乳汁才能更好地分泌出来，让新生儿尽快吃饱。

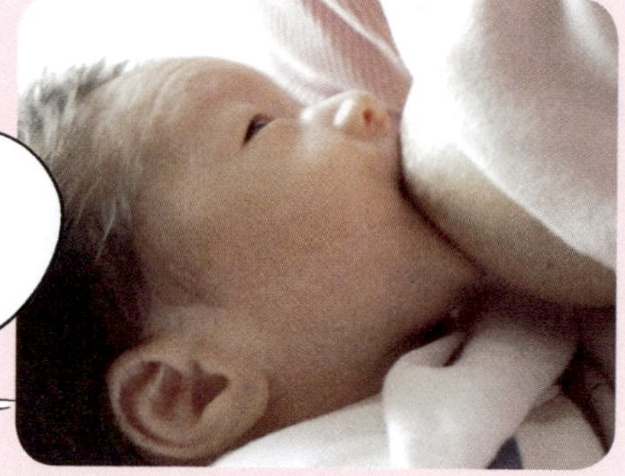

新妈妈，你知道吗？

国际母乳喂养行动联盟（WABA）确定每年8月1～7日为“世界母乳喂养周”，旨在促进社会和公众对母乳喂养重要性的正确认识和支持母乳喂养，拓宽母乳喂养的内涵，创造一种爱婴、爱母的社会氛围。

成功促进母乳喂养十项措施是什么

1. 尽早吸吮。通过对乳头刺激，可促使泌乳系统分泌更多的泌乳素，有利于增加乳汁，增进母子感情。

2. 母婴同室。这样可以增进母婴感情，还可有效地刺激泌乳系统，解除下丘脑的抑制，导致泌乳素增高，促使乳汁分泌。

3. 新妈妈对母乳喂养重要性的认识程度尤其重要。

4. 不定时喂奶，按需供给好处多。一方面可以满足新生儿的生理需要；另一方面也可以通过新生儿的吸吮刺激，有助于泌乳素的分泌，继而增加乳汁量。

5. 保持乳房健康有利于泌乳。

6. 适当增加新妈妈营养，是乳汁充盈的重要保证。

7. 充分排空乳房，可促进乳汁分泌。充分排空乳房，会有效刺激泌乳素大量分泌，可以产生更多的乳汁。

8. 正确的哺乳方法非常重要。每次喂哺先让新生儿的唇触及乳头，诱发觅食反射，使新生儿的嘴张得足够大，含住乳头和大部分乳晕。

9. 注意哺乳细节：不要给新生儿用奶嘴；两个乳房轮流喂哺，以保证营养全面均衡。

10. 防止新生儿吐奶，喂完母乳要给宝宝拍嗝。

什么情况下不宜母乳喂养

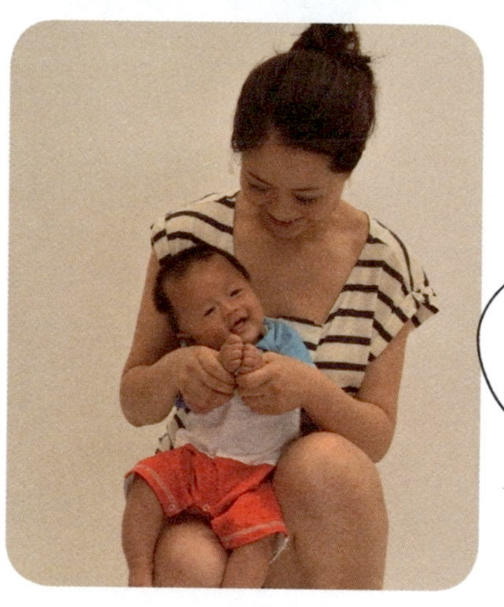

母乳喂养彰显母爱

新生儿吮吸妈妈的乳汁是多么温馨的画面。妈妈怀抱着千辛万苦诞下的小生命，哺喂他，与他嬉戏，并乐此不疲。

月子里的妈妈谨防乳腺炎

月子里的妈妈刚生产完，身体在恢复期，又要担起哺乳的重任，所以妈妈一定要注意乳房卫生，注意保持良好心情，谨防患上乳腺炎。

新妈妈，你知道吗？

妈妈如果身体有病，哺乳势必会增加妈妈的负担，使疾病加重。有些药物进入乳汁，如果妈妈长期服用，可使新生儿发生药物中毒。患传染病的妈妈，还可通过哺乳将疾病传染给新生儿。因此，妈妈有病或吃药时不要哺乳。

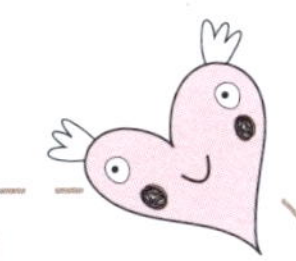

妈妈患什么病时不宜哺乳

1. 急性病：患急性传染病、乳房感染、乳房手术未愈等病症者，不宜给新生儿哺乳。但需每隔 3 ～ 4 小时挤奶一次，以免发生回奶。

2. 慢性病：如患活动性肺结核、迁延性和慢性肝炎、严重心脏病、肾脏病、严重贫血、其他职业病和精神病等疾患时，不宜给新生儿哺乳。

3. 乳头皲裂：当乳头皲裂时，可以挤奶后用小匙给新生儿哺喂。

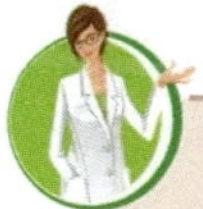

新生儿患什么病时不宜吃母乳

1. 患有先天性疾病：如苯丙酮尿症就是其中的一种，是绝对不可以吃母乳的。这类患儿应避免苯丙氨酸饮食的摄入，母乳和牛乳中都有此物，因此，患儿最好不要吃母乳，同时，还要经常检查宝宝血中苯丙氨酸的浓度。

2. 乳糖不耐受综合征：由于患儿体内缺乏乳糖酶，导致母乳中的乳糖不能被患儿很好地消化。如果吃母乳和配方奶，时间长了直接影响新生儿的生长发育，还可造成智力低下等。

3. 母乳性黄疸：即因吃母乳而发生黄疸，需暂时停止母乳喂养，一般在 48 小时后就可恢复母乳喂养，若恢复后，新生儿黄疸又加重了，可再停喂 1 ～ 2 天。

妈妈要尽快掌握哺乳方法

妈妈坐着哺乳
妈妈抱起宝宝坐好，把宝宝放在腿上，托起宝宝的后背和小屁股，可以先用乳头刺激宝宝嘴周围，宝宝吮吸时尽量保证宝宝后背和妈妈腿之间成45°。
妈妈躺着哺乳
妈妈躺着哺乳，可以用枕头将肘撑起，保证宝宝的整个身体朝向妈妈，让宝宝不用费劲能充分含住妈妈的乳头。

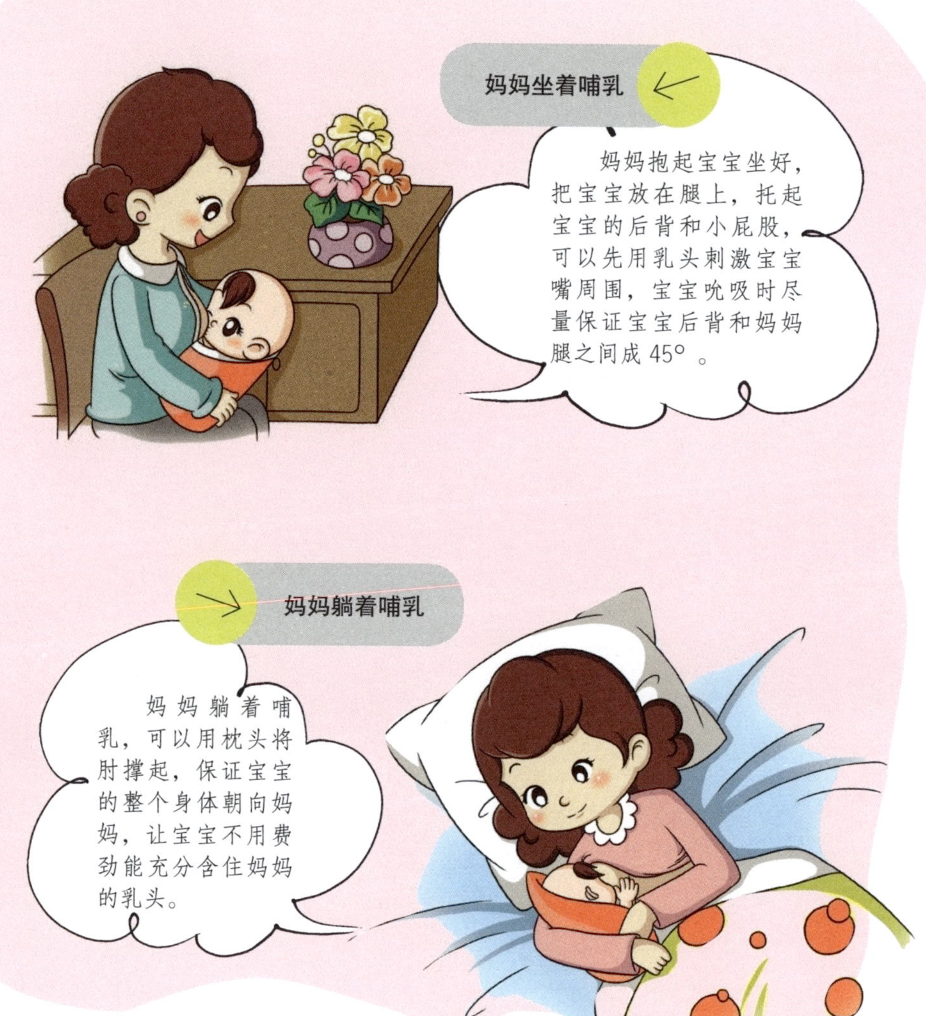

新妈妈，你知道吗？

喂奶时，妈妈和新生儿应当是腹部贴腹部，新生儿的鼻子和妈妈的乳头相对，但不能靠得太近，以防把新生儿的鼻子堵住，影响呼吸。新生儿的头应和身体保持在一条直线上。

无论妈妈选择坐着或是躺着的方式哺乳宝宝，只要宝宝能够充分吮吸到乳头，妈妈舒服就可以。要保证让宝宝含住妈妈的乳头和乳晕，因为如果只是含住了乳头，宝宝吃起来会非常费劲，也很容易使妈妈的乳头皲裂。

哺乳时妈妈要注意感受乳汁的分泌情况，如果乳汁分泌过多，就要适时用食指和中指夹住乳晕上方的乳房，使乳汁流出速度减慢，以免呛着宝宝。

妈妈喂养新生儿的手势

妈妈喂奶时，应将拇指和四指分别放在乳房上方、下方，托起整个乳房喂哺。避免“剪刀式”夹托乳房，那样会反向推乳腺组织，不利于充分挤压乳窦内的乳汁。

怎样帮助新生儿含吮乳头

新妈妈每次喂哺时应先将乳头触及新生儿的口唇，诱发觅食反射，当新生儿口张大、舌向下的一瞬间，即将新生儿靠向自己，使其能大口地把乳晕也吸入口内。这样，新生儿在吸吮时能充分挤压乳窦，使乳汁排出，还能有效地刺激乳头上的感觉神经末梢，促进泌乳和排乳反射。

如果新生儿的颌部肌肉缓慢而有力并伴有节律地向后作伸展运动直至耳部，说明新生儿的含乳姿势正确。

按需哺乳

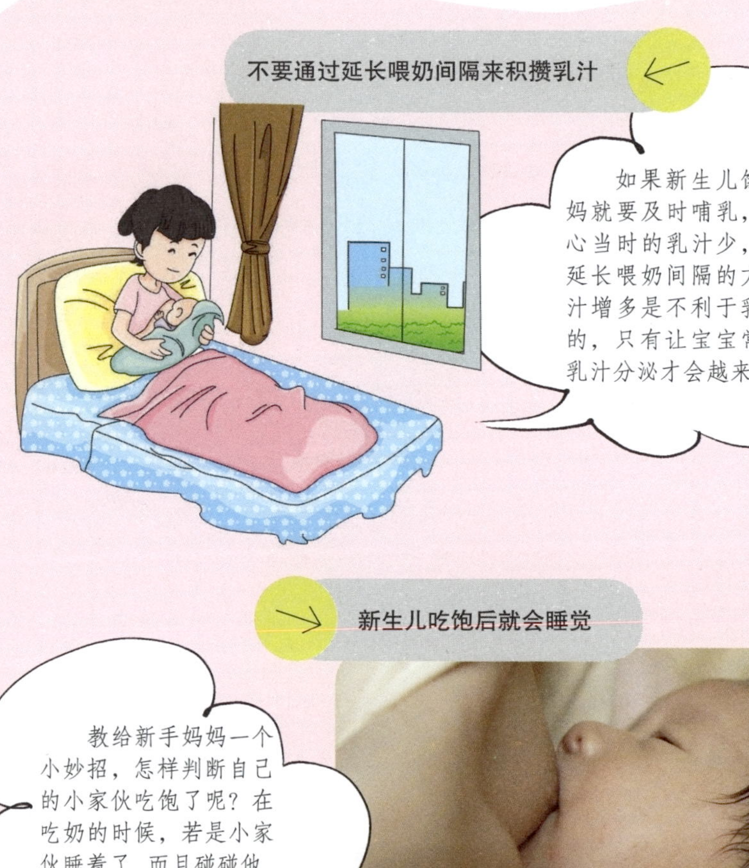

不要通过延长喂奶间隔来积攒乳汁

如果新生儿饿了，妈妈就要及时哺乳，不要担心当时的乳汁少，其实用延长喂奶间隔的方法使乳汁增多是不利于乳汁分泌的，只有让宝宝常吮吸，乳汁分泌才会越来越多。

新生儿吃饱后就会睡觉

教给新手妈妈一个小妙招，怎样判断自己的小家伙吃饱了呢？在吃奶的时候，若是小家伙睡着了，而且碰碰他，他也不动，那他就吃饱睡着啦！

新妈妈，你知道吗？

在新生儿出生后的头几周里，哺乳时不用严格限制间隔时间，完全可以根据新生儿的实际需求进行哺乳。按需哺乳自古以来在我国的民间俨然成为一种传统习惯了，这种哺乳方式是顺其自然的、最方便，也是最符合人体需求的哺乳方式。

如果新生儿饿了，妈妈还是要等到规定的时间哺乳，新生儿就会因饿大哭，这样不利于宝宝的成长。因为新生儿的吮吸需求非常强烈，刚刚离开妈妈的子宫，经历了与妈妈的第一次分离，新生儿需要通过吮吸母乳的动作来缓解紧张和焦虑，甚至是无聊的情绪。但妈妈要把握好按需哺乳的度，也不能把给宝宝喂奶当成是安抚宝宝的唯一手段。

按需哺乳的益处多多

按需哺乳无论对于新生儿还是对于妈妈都是大有裨益的。

1. 喂养方便。可以随饿随吃，免去了冲调奶粉和宝宝苦等的状态。

2. 新生儿会频繁吮吸乳房，更有利于乳汁分泌。

3. 有利于新生儿少食多餐，有益于消化吸收。

4. 吃饱了宝宝自然就不吮吸了，这样适量的摄入，可以预防肥胖和一些慢性病。

宝宝含着乳头睡着了怎么办

新生儿吃饱后会睡着，然后停止吮吸妈妈的乳头。这时候，妈妈不要急着将新生儿拽离你的乳头，应将手指放进新生儿的嘴角，打破新生儿口腔的真空状态，新生儿的嘴就会离开妈妈的乳头。

谨防乳头皲裂

妈妈喂奶时紧握小手
妈妈在给新生儿哺乳的时候，当乳汁分泌不至于呛着宝宝时，可以用一只手去和新生儿的小手接触，妈妈会感到他紧紧攥着你手指那种被需要、被依赖的幸福感觉。
用吸奶器挤奶更方便
用双手挤压乳汁，妈妈可能会感觉力不从心，掌握不好方法，乳汁就不易流出，若是用挤奶器，就会方便很多。

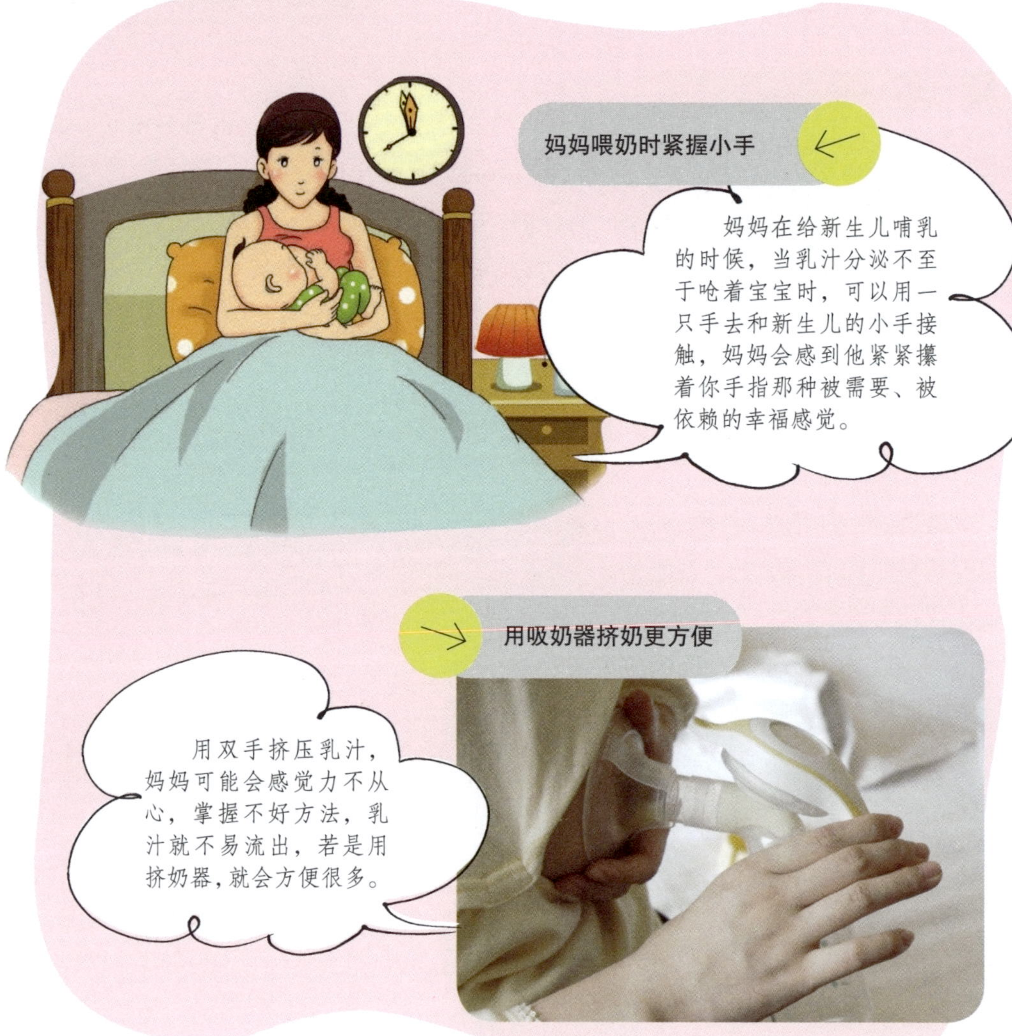

新妈妈，你知道吗？

新手妈妈第一次给新生儿哺乳时，稍不注意就会造成乳头皲裂。

造成乳头皲裂的原因主要是妈妈哺喂方法不正确，只让新生儿浅浅地含住乳头，而没有完全含住乳晕，这样一来，新生儿为了吃到奶，就会用牙床竭力咬住乳头吸吮，时间一长，妈妈的乳头就开始出现疼痛。在下次喂奶时，妈妈因为乳头疼痛会本能地向后躲，这样新生儿所含到的乳头部分更少，新生儿会更加拼尽全力吸吮、牵拉，致使乳头遭到更强烈的吸伤或咬伤，形成一种恶性循环。

乳头皲裂了，应怎样进行哺乳

多数情况下，乳头皲裂出现在一侧，哺乳时，先让新生儿吸吮患侧乳房 3 ~ 4 分钟，然后再换健侧乳房吸吮 10 分钟左右，最后，再让新生儿吸吮患侧乳房 4 ~ 5 分钟。如果母乳充盈的话，吸完健侧乳房新生儿就能吃饱。喂完一次奶，应停吸 1 ~ 2 天患侧乳房，使皲裂的乳头得到休息而自愈。如果乳头皲裂实在严重，也可把乳汁挤出来喂新生儿。

怎样促进皲裂的乳头恢复

皲裂的乳头不要用酒精消毒，但可用脱脂棉蘸点低浓度的消毒水，轻轻擦一下伤口。也不要捂着、盖着，让其充分暴露，这样伤口更容易愈合。

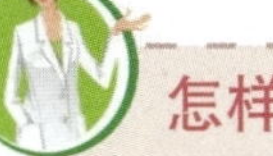

怎样挤奶

1. 用手挤奶：妈妈先用柔软的布或毛巾热敷自己的乳房，这样可促进乳汁分泌。然后，用拇指和食指轻轻地、有节奏地绕着乳晕挤压，直到乳汁泌出或喷射出来。要不断地重复这一过程，直到乳房松软。

2. 用吸奶器吸奶：市场上有各种各样的吸奶器可供选择，从手动的到电动的都有，非常方便，按照相应说明使用即可。

奶水少时如何科学喂养

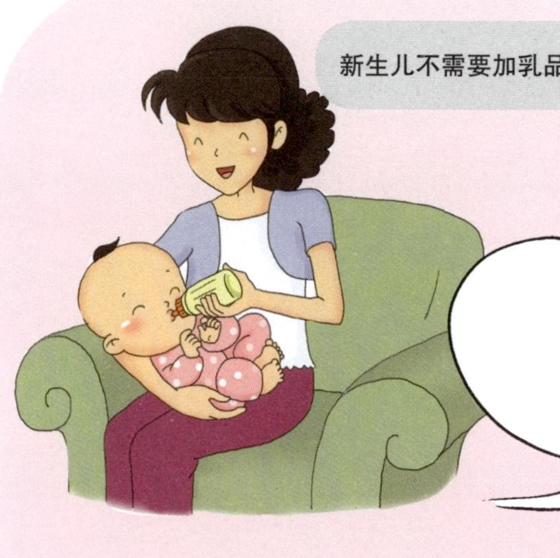

新生儿不需要加乳品以外的营养

不管母乳喂养，还是混合喂养或人工喂养，新生儿都不需要添加乳品以外的营养。新生儿胃肠道消化功能还没发育成熟，消化酶还没有生成，肠道对细菌、病毒的抵御力很差。如果给新生儿喝其他饮品，可能造成新生儿消化功能紊乱，引起腹泻等不良症状。

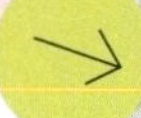

产后7天再喝催乳汤

催乳汤对于乳汁的分泌固然有不错的效果，但不要过早地喝催乳汤。最好在分娩7天以后再适当喝催乳汤，否则由于新生儿刚开始食量少，乳汁积攒容易造成妈妈乳腺堵塞。

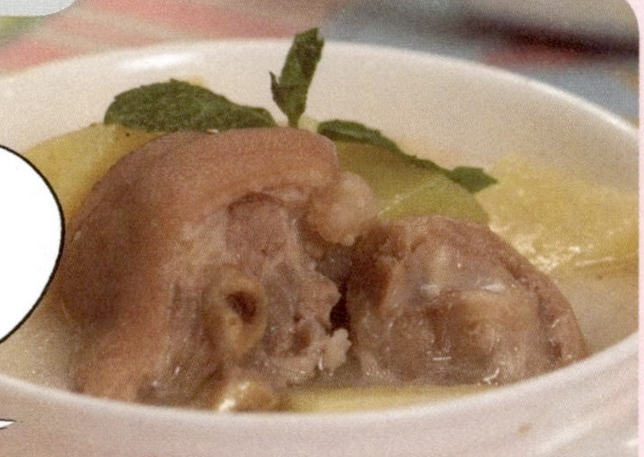

新妈妈，你知道吗？

如果新手妈妈尝试了很多办法都没使奶水多起来，就应该考虑给新生儿适当添加配方奶了，但应注意添加的方法。

1. 母乳和配方奶交替喂养时，奶瓶奶嘴不要开得太大，因为新生儿感到吃配方奶要比吃母乳省劲儿后，就对母乳没兴趣了。

2. 把母乳尽可能留在深夜和清晨，因为这段时间最犯困，如果给新生儿吃配方奶，妈妈或者爸爸就得起来冲奶，影响休息。

3. 奶水攒足了一次喂饱。对于奶水非常少的妈妈，如果觉得奶水不够新生儿一次吃饱，可以适当攒足了再喂，尽可能避免新生儿吃上两口奶水就没了，马上又得冲配方奶，这样会影响新生儿的食欲，对消化也不好。

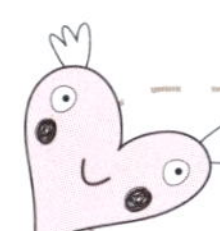

乳汁太少可选择人工喂养

如果妈妈的奶水确实越来越少，连一次的量都达不到，妈妈可以考虑混合喂养。

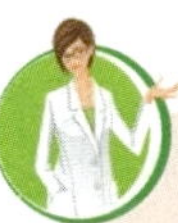

怎样使奶水多起来

1. 勤哺喂。让新生儿吸吮是促进母乳分泌的最佳方法。妈妈每次喂奶的时间尽可能地长一些，爱犯困是新生儿的一个特点，即使睡着了，也要轻轻地把他唤醒，鼓励新生儿吃奶。

2. 保证充足的睡眠和休息。睡眠能够促进乳汁分泌量的增加。

3. 营养均衡。新妈妈要尽可能吃不同营养成分的天然食物，多喝汤类，不偏食，不挑食，还要吃容易消化和吸收的食物。

4. 吃催奶食物。民间有许多偏方、验方可达到催奶的效果，如猪蹄汤、鲫鱼汤、公鸡汤、紫菜海带汤等。食物催奶不明显时，也可考虑药物催奶。

如何喂新生儿吃配方奶

调配奶粉的用具不要太多人接触

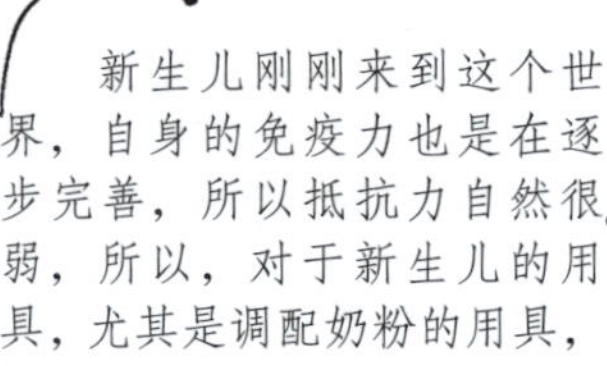

新生儿刚刚来到这个世界，自身的免疫力也是在逐步完善，所以抵抗力自然很弱，所以，对于新生儿的用具，尤其是调配奶粉的用具，最好除了妈妈外其他人不要接触，以保证卫生要求。

喂奶前试试温度

奶粉调配好了后，不要立即喂宝宝，妈妈可以将牛奶滴在手腕来试试奶温，因为手腕皮肤的灵敏度较高，如果感到奶温略微偏温，就说明温度适合宝宝。

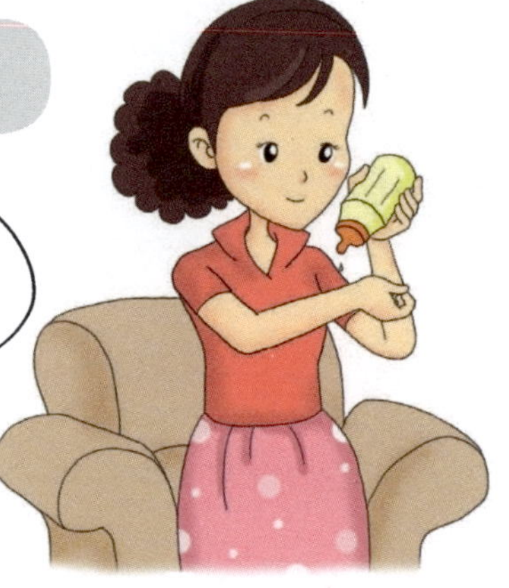

新妈妈，你知道吗？

在为新生儿调配配方奶的时候，要按照包装上的调配说明来进行，因为奶粉和水的比例已经过专业的计算，可以为新生儿提供最好的营养。注意冲调奶粉用烧开的自来水就可以，不要用矿泉水或米汤冲调。

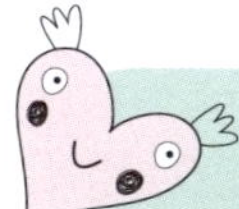

怎样调配配方奶

1. 准备好调配所需要的一切工具：奶瓶、奶嘴、杯子、塑料刀、配方奶粉罐中的有刻度的勺子、漏斗、水壶等。

2. 将适量的40℃左右的温开水倒入经过消毒的奶瓶中。

3. 用带刻度的勺子取精确分量的配方奶粉，使奶粉的表面与勺齐平。

4. 将奶粉倒入水中，盖上奶瓶的瓶盖，充分晃动瓶身，直到奶粉全部溶解。

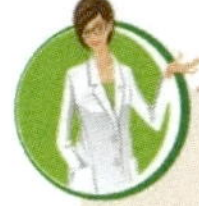

怎样给喂奶工具消毒

1. 煮沸消毒法。将奶瓶和其他喂奶工具放入一锅中，使工具完全浸在水中，然后煮沸10～15分钟。

2. 消毒剂消毒。将奶瓶和其他喂奶工具放入一个大的容器中，加水盖过其高度，放入消毒剂（固体或液体均可），然后浸泡30分钟。

3. 蒸汽消毒机消毒。这是一种电动设备，只需加入水就可产生足够的蒸汽来为奶瓶消毒，大约需要10分钟。

4. 微波消毒装置。这是一种特别设计的、可放入微波炉的蒸汽装置。消毒大约需要5分钟。但使用前必须先确定奶瓶和其他工具可以用微波消毒。

乳类的选择

挑选适合新生儿的奶粉

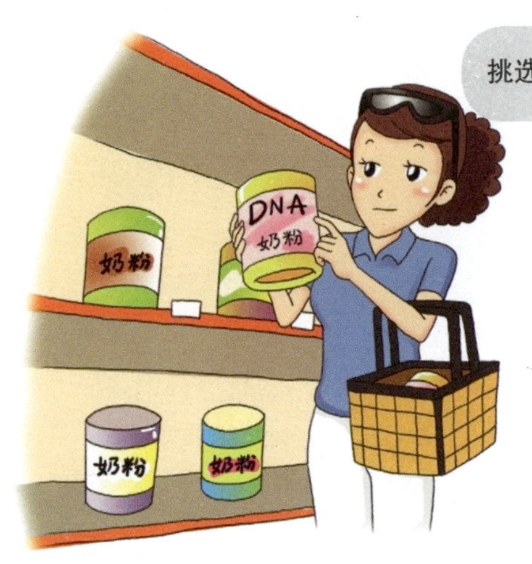

市场上存在的新生儿奶粉种类很多，除了含有新生儿需要的营养物质，还有一些特别添加的物质，不同种类的奶粉，特别添加的物质不同，妈妈应根据新生儿的需要进行选择。

羊奶更接近人奶

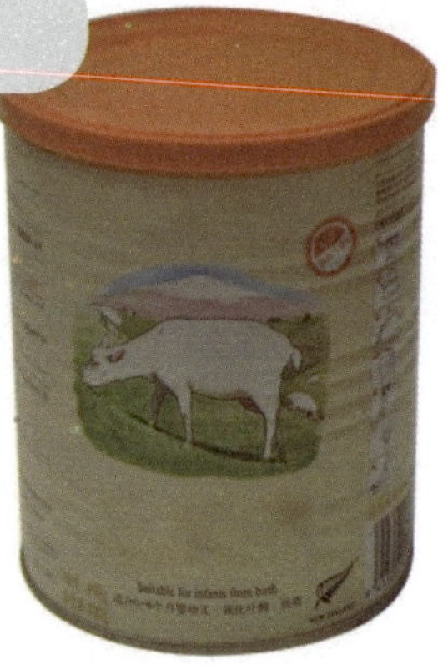

羊奶粉是最接近人奶的乳品，且不含有牛奶中的某些可致过敏的异性蛋白，所以羊奶粉适合任何体质的新生儿。甚至国外有研究发现，喝羊奶长大的孩子身体协调能力和智力上都会比喝牛奶的孩子指数更高。

新妈妈，你知道吗？

市场上琳琅满目的新生儿奶粉很多，宝宝的体质也不尽相同，妈妈在选择的时候，最好先咨询一下专业人士，选择适合自己宝宝的奶粉，这样对新生儿的生长发育有好处。

市场上可供新生儿食用的乳类

新生儿奶粉：新生儿奶粉是以牛奶为主要原料，应用营养互补原理，从大豆中提取大豆蛋白和油脂来弥补牛奶中酪蛋白含量高、不易消化的缺点，补充了滋养性单糖，增加了维生素 D 和铁剂。

配方奶：营养学家根据母乳的营养成分，重新调整搭配奶粉中酪蛋白与乳清蛋白、饱和脂肪酸与不饱和脂肪酸的比例，除去了部分矿物盐的含量，加入了适量的营养素，包括各种必需的维生素、乳糖、精炼植物油等物质。

甜奶粉：甜奶粉含糖量较高，每 100 克甜奶粉含糖 50 多克，不易消化，容易造成新生儿对甜食的依赖，给添加辅食造成困难。

淡奶粉：淡奶粉含糖量较甜奶粉低，每 100 克含糖 35 克。其成分和甜奶粉基本一样。淡奶粉不太适合新生儿喂养，因为里面酪蛋白含量较高，不易消化。

新生儿可以喝鲜牛奶吗

虽然鲜牛奶中含有丰富的钙和充足的蛋白质，比母乳高出约 3 倍。但鲜牛奶中的蛋白质有 80% 是酪蛋白，酪蛋白在胃中遇到酸性胃液后，很容易结成较大的乳凝块。钙也会使酪蛋白沉淀，不易消化吸收。新生儿消化吸收功能原本比较弱，因此很难消化鲜牛奶，容易溢乳。因此，鲜牛奶不是新生儿的首选。

如何正确选择奶粉

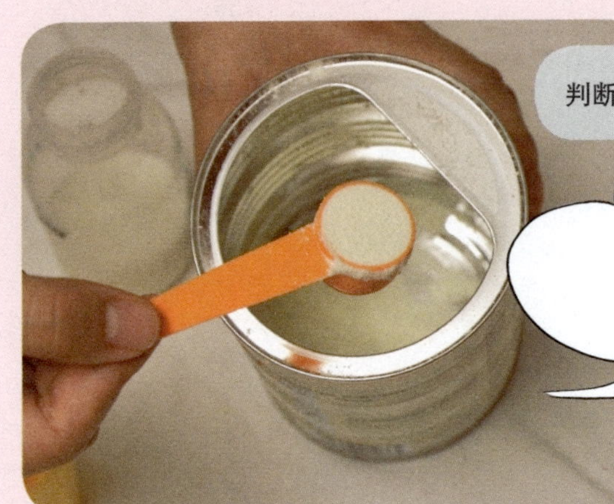

判断奶粉质量的好坏

用小匙取一些奶粉，可以看到，质量好的奶粉表面为淡黄色粉末状，不存在结块，用开水冲调后，不会有沉淀物。

奶粉的包装

新生儿奶粉的包装多种多样，有瓶装的、桶装的、袋装的……不管是哪种材料包装的，都要挑选那些包装完好、密封好的。

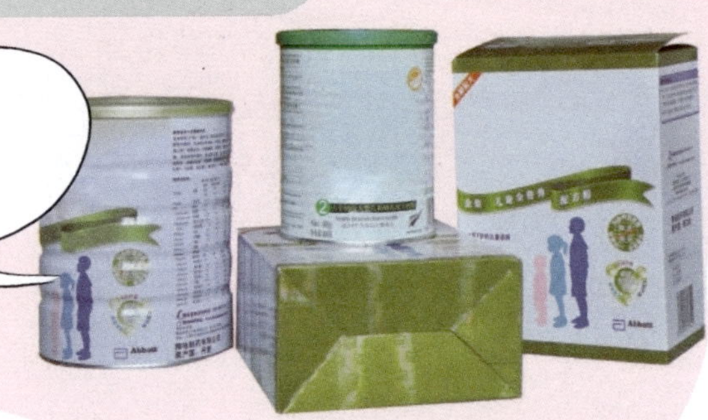

新妈妈，你知道吗？

在选择奶粉时，要注意以下几点：

包装袋上要注明生产日期、生产批号、保存期限，保存期限最好是用钢印打出的，没有涂改痕迹。

婴儿奶粉营养成分中有添加乳铁蛋白的奶粉接近母乳的水平，气味上闻着有淡淡的乳香，用温开水冲调后，能迅速完全溶解无结块，这样的奶粉为最好。

可供选择的配方奶有哪些

1. 以牛奶为原料的配方奶粉：由牛奶加工制成，添加了维生素、微量元素、碳水化合物和脂肪。

2. 以大豆为原料的配方奶粉：这种配方奶粉的主要原料是大豆，同样增加了维生素、矿物质微量元素、碳水化合物和脂肪等成分。适合牛奶中蛋白质过敏或有乳糖不耐受症状的新生儿。

3. 水解蛋白质配方奶粉：也是以牛奶为原料加工制造，但是其中的蛋白质是事先处理过的。这种奶粉适合对蛋白质极度敏感的新生儿。

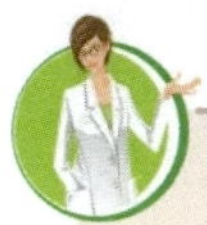

选择适合的阶段奶粉

妈妈要根据新生儿的年龄选择 0 ~ 6 个月的婴儿可以食用的 1 段婴儿配方奶粉，在选择购买的时候一定要看清包装上的标识。2 段的婴儿配方奶粉适合 6 ~ 12 个月的婴儿使用。3 段的婴儿配方奶粉则是 1 ~ 3 岁的幼儿可以选用的。有些新生儿会对动物蛋白有过敏的反应，这样的话，最好就选择全植物蛋白的婴幼儿配方奶粉。

通过“五看”来判别哺乳量

新生儿期的奶量够不够是爸爸妈妈最关心的问题，一般情况下，满足下列情形就表示哺乳量适宜：

1. 看哺乳次数。出生头 1 ~ 2 个月每天需要吃 8 ~ 10 次，到了 3 月龄时间每天至少要吃 8 次。

2. 看排泄。每天换 6 ~ 8 块以上湿尿布，期间有 2 ~ 3 次软大便。

3. 看睡眠。白天能够安静入睡 4 个小时左右。

4. 看体重。每星期平均增加体重 150 ~ 170 克，3 个月时则为 200 克左右。

5. 看吃奶神情。新生儿期宝宝饿了时，一旦含住奶头，就迫不及待地吸吮，即使周围有响动也很难吸引他；宝宝吃饱了，吸奶就会漫不经心，甚至吃吃停停，稍有动静就回转头寻找。

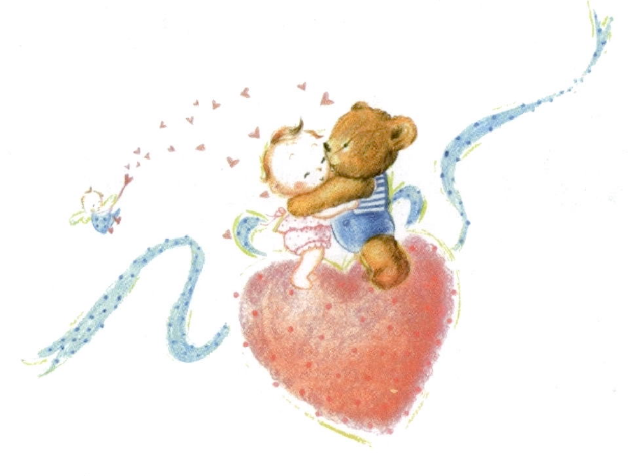

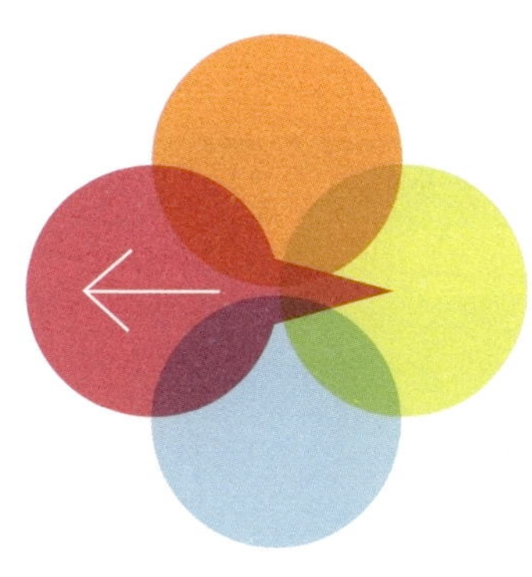

第三章

新生儿的日常生活护理

新生儿的体形虽然很小，但是，妈妈在护理新生儿的时候绝对不能马虎。因为新生儿是非常“脆弱”的哦！每个部位的护理，妈妈都要小心，再小心……

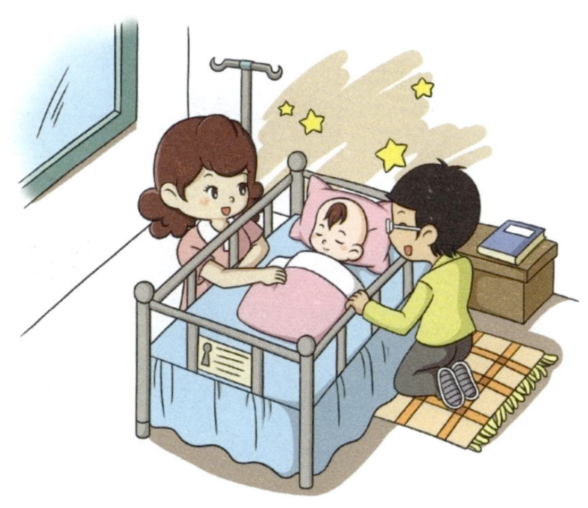

脐带护理

定时给脐带消毒

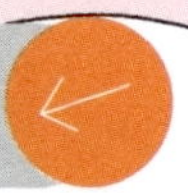

爸爸妈妈要小心呵护新生儿的脐带，此时细菌极易从脐带处进入体内，导致疾病。在平时，给新生儿洗完澡后，要用棉签吸上一些酒精，然后对脐带进行消毒。

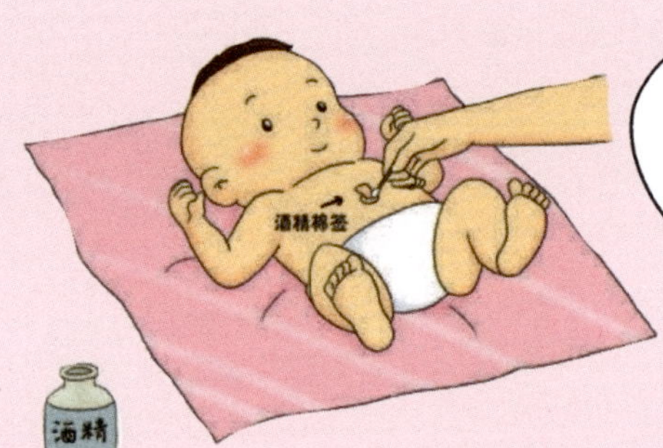

护理脐带要注意卫生

用蘸着酒精的棉签给新生儿消毒脐带时，注意棉签要按照一定的顺序一圈一圈地擦，擦完一遍的棉签要丢弃，不要重复使用。

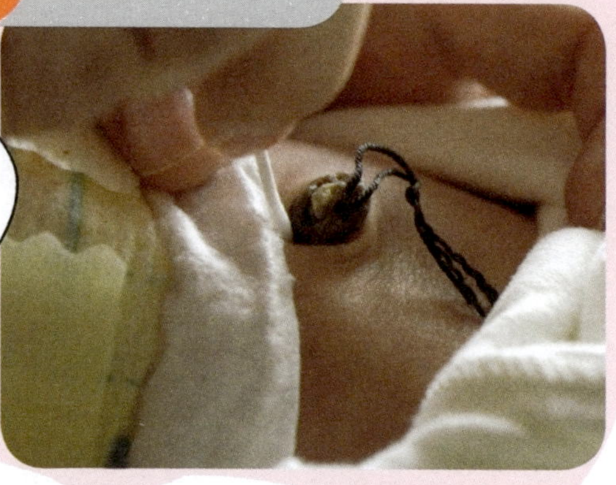

新妈妈，你知道吗？

新生儿出生后，脐带的结扎处用纱布覆盖着，揭开纱布可看到青黑色的脐带残端，爸爸妈妈要特别注意保护新生儿的脐带，因为细菌最容易从这里入侵。洗澡时注意不要弄湿脐带。洗完澡后都要用碘酒、酒精消毒（千万不要涂龙胆紫）。更换尿布时也要注意，不要碰触脐带。

谨防新生儿的脐带感染

一般情况下，新生儿的脐带在 3 ~ 10 天即可脱落。当脐带脱落后发现有液体渗出时，除了需要进行局部消毒，还要保持脐部干燥，不要包扎或覆盖脐部。如果伴有体温升高时，还要在医生指导下适度使用抗生素，防止炎症的进一步加重。有时脐部会有肉芽组织增生，这时必须到医院进行处理。

新生儿的肚脐被碰湿了怎么办

若新生儿的肚脐被碰湿了，应立即用棉布吸干，同时切不可把爽身粉撒在肚脐的周围。等到新生儿 1 个月左右，脐带愈合并干燥后，妈妈才能让新生儿在澡盆里坐浴。

脐带没有脱落怎么办

通常情况下，新生儿的脐带在出生后会慢慢变硬、变黑，在 3 ~ 10 天就会脱落。如果超过 2 周脐带还没有脱落，这时就要注意观察新生儿的脐带是否有感染迹象，或者是否有红肿和脓水，如果这些都没有，那么也不用担心了。妈妈可以用酒精继续擦拭新生儿的脐窝，可以保持干燥并加速脐带的脱落和肚脐的愈合。

女婴的特殊护理

清理女婴屁股

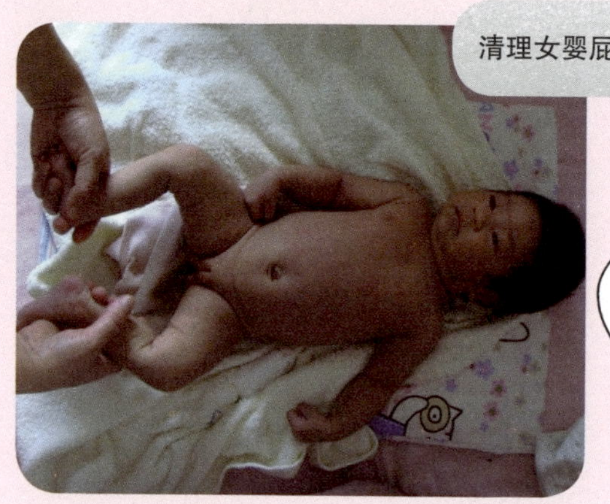

在给女婴清理屁股的时候，要将其双腿抬起，以便擦拭。擦拭的时候，要从阴道后部向后擦。

尿布及时更换、及时清洗

宝宝皮肤娇嫩，如果使用纸尿裤，要勤换，以免发生尿布疹；如果使用布尿布，除了及时更换，还要用开水烫一下，并在太阳下晾晒。

新妈妈，你知道吗？

给女婴擦小屁股时，应注意：

1. 用一块湿布或棉球，清洁生殖器及其周围的皮肤。千万不要用把阴唇往后拉开的方法清洁里面。

2. 握住双腿将其提起来，清洁臀部。从阴道后部朝肛门方向擦拭，以防细菌传播。

3. 如果尿布弄脏，可以用柔软的小毛巾蘸上清水来清洁新生儿臀部。每次都使用新的棉球擦拭，从大腿和臂部内侧向外擦拭。

女婴阴道出血怎样护理

女婴出生一周左右，阴道可能流出少量血性黏液，一般持续两周左右，这在医学上称为“新生儿假性月经”，属于正常生理现象，不需要做任何处理。

女婴出现“白带”怎么办

刚出生的女婴，阴道口内有乳白色分泌物，这是女婴阴道黏液及角化上皮脱落形成的“白带”。一般不需要处理，只需擦去分泌物就可以了。几天后会自行消失。

女婴阴唇粘连如何护理

女婴阴唇粘连指的是女婴的大小阴唇之间、小阴唇之间、大阴唇之间发生粘连。

预防阴唇粘连：保持外阴清洁；晚上睡觉前给新生儿清洗外阴；不要捆新生儿，及时换尿布；新生儿有阴道炎要及时治疗。如果发现新生儿阴唇粘连，妈妈把手洗干净后轻轻分开，再涂上抗菌素软膏（一定咨询医生后再操作）；如果不能分开，需去医院进行处理。

男婴的特殊护理

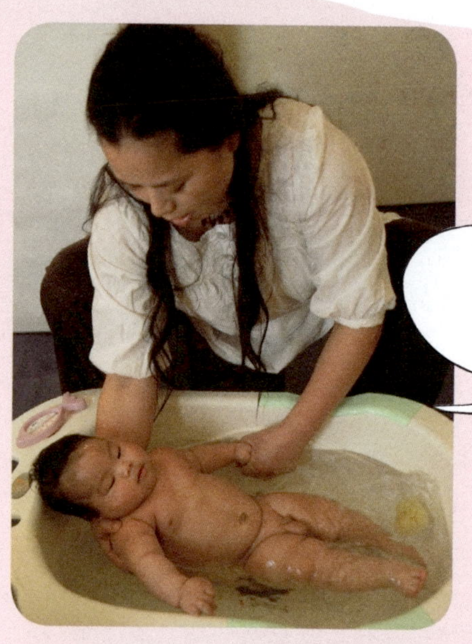

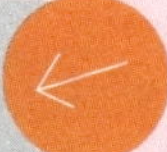

清洗男婴生殖器

其实，和女婴一样，清洗男婴生殖器最好使用清水，因此，在给新生儿洗澡时，使用洗剂时，尽量避免生殖器长时间接触到洗剂。

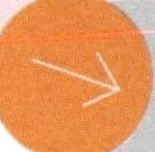

男婴包皮长要做好清洁

新生儿包皮长，在平时的清洗中做好局部的清洁，最好经常可以将包皮翻开来清洗，这是预防包皮疾病的关键。

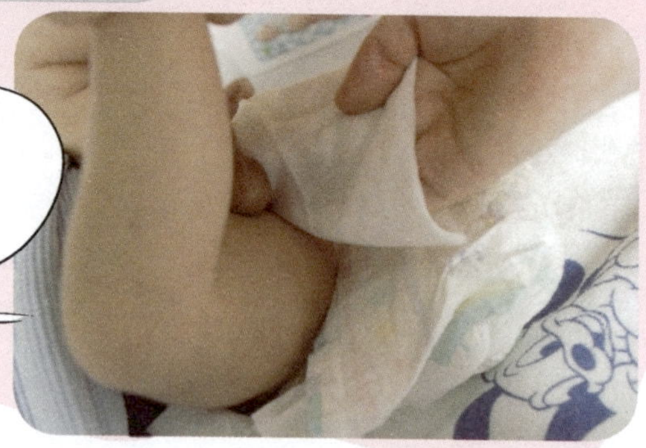

新妈妈，你知道吗？

在每次洗澡时，爸爸或妈妈只要轻轻地将阴茎外边清洗一下，就能清除它上面的污垢。如果想给新生儿洗得更干净，可以把包皮轻轻地向后拉，直到感到有阻力的时候为止，然后把包皮里面的污垢洗掉，并冲净。注意不要将包皮强行后拉，因为这样可能导致感染。

男婴有包皮过长现象不会影响生殖器的发育

对于新生儿包皮的问题，不少爸爸妈妈会非常担心，担心宝宝的生殖器的发育是否会受到影响，特别是面对一些不良医商有关小儿包皮手术的广告，爸爸妈妈的担心就会加重。其实是完全没有必要的，这是男婴发育的一个正常的生理过程，爸爸妈妈不用过于紧张，可以多听取有经验的医生的建议。

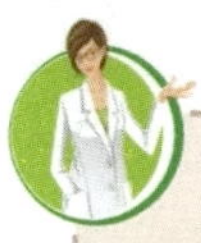

不要给新生儿做包皮环割术

如果懂得一些关于男婴包皮的相关常识，就会知道男婴的阴茎离青春期还有很长时间，他们本身还没有发育，阴茎没有发育，所以包皮就显得比较长，到了青春期以后，由于激素和内分泌的作用，使阴茎开始发育，并逐渐长大，但包皮这时就显退缩了，男性生殖器也就趋于正常。

新生儿的睡眠

爸爸妈妈唱摇篮曲可以助眠
不要以为新生儿不会听摇篮曲啊，在新生儿困顿之时，爸爸妈妈可以在小床边哼唱舒缓轻柔的摇篮曲，如果是胎教时的音乐或歌曲，助眠的效果更好。

安抚新生儿
新生儿睡着后，不要将其放在小床上后马上离开，可以轻轻地拍拍新生儿，让其有安全感，夜晚睡得更香熟。
宝贝，晚安。

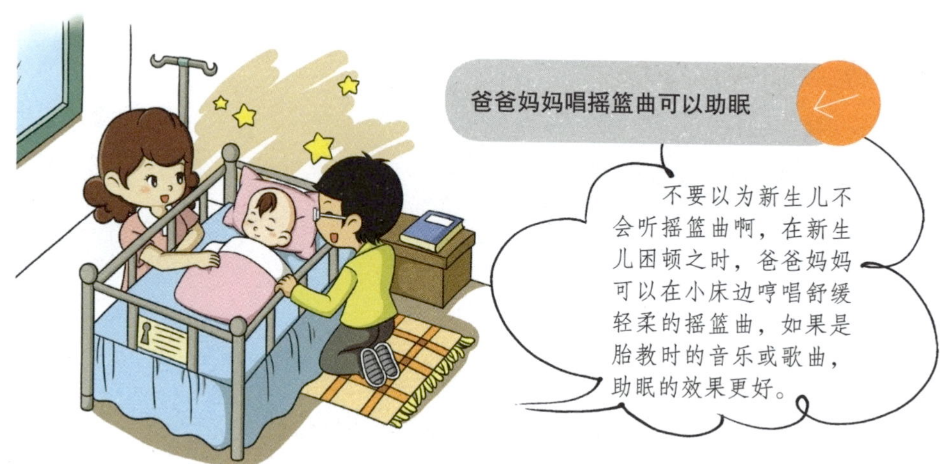

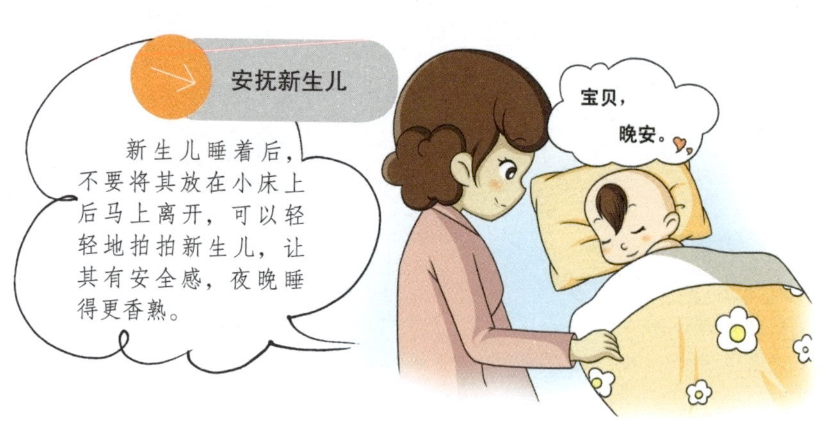

新妈妈，你知道吗？

新生儿什么时候睡，让他自己决定。新生儿会按照身体的需要睡觉，当身体需要休息时，他就会呼呼睡去；当他的体力恢复了，就会自然醒来。新生儿的睡眠时间在很大程度上取决于他的体重和哺乳需要，新生儿体重越轻，就越频繁地需要哺乳，那么新生儿的睡眠时间也就越少。

如果按照大人的作息时间规定新生儿的睡眠，新生儿就会不安和哭闹，而且会变得不爱吃奶。

新生儿适合哪种睡姿

大部分人认同新生儿采取仰卧睡姿最合适，这种睡姿新生儿的头可以自由转动，呼吸也比较顺畅。

我们提倡仰卧时将新生儿的头偏向一侧，并隔段时间后，再使新生儿头向另一侧偏，这样就不会将头睡偏了。也可以在白天时让新生儿适当俯卧，但家长要随时看护，以防发生窒息。

怎样使新生儿睡得安稳

1. 卧室内要有适度的光线，不能太亮，也不能太暗。

2. 在哄新生儿睡觉之前，应该先把床铺好。

3. 放下新生儿时，再轻轻地拍哄一会儿。对于焦躁不安的新生儿，某些具有安慰作用的吮吸，往往可以使新生儿安静下来，比如，自己的手指或者橡皮奶嘴（在给新生儿之前要经过消毒）等。

怎样使新生儿睡得舒服

要使新生儿睡得舒服，每次睡前要喂饱，吃完奶后，抱起新生儿，在其背上从下到上轻轻地拍，帮助新生儿打嗝。大小便后要把小屁股洗干净，换上干净尿布。

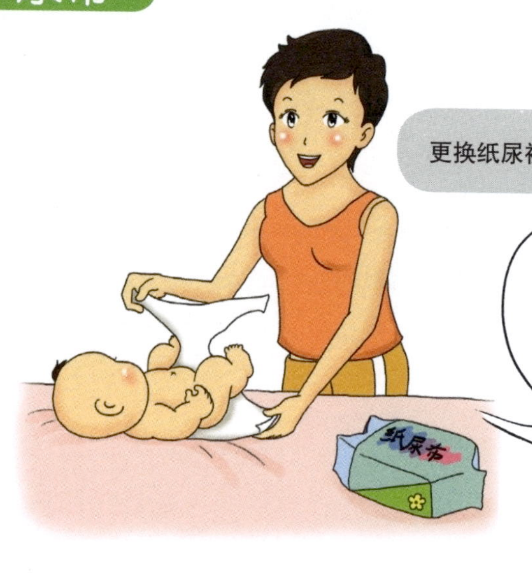

更换纸尿裤有学问

给新生儿更换纸尿裤，首先，要注意室温合适，以免宝宝着凉；其次，更换的速度不要太慢，要利索到位；最后，更换下的纸尿裤要叠好再丢掉，勿乱扔。

勤换纸尿裤，新生儿更舒适

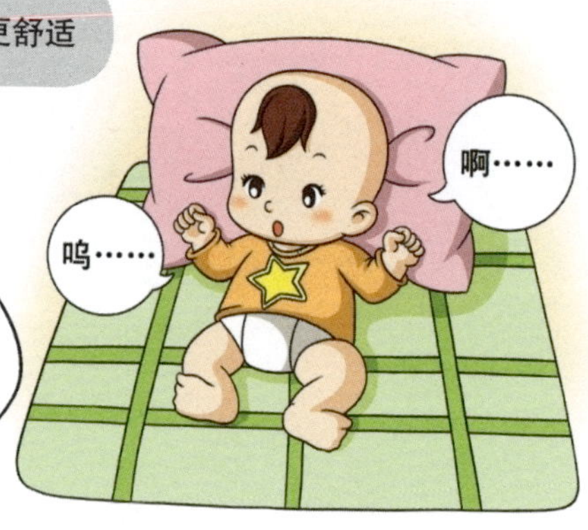

虽然纸尿裤具有较强的吸水能力，但妈妈也不要长时间不给新生儿换纸尿裤。“小屁屁”长时间接触粪便、尿液，很容易受到感染哦！常换纸尿裤，新生儿才会感到干爽、舒适。

新妈妈，你知道吗？

纸尿裤与传统尿布各有利弊：

纸尿裤：有舒适的干爽网面，吸水性强、使用方便，减少了新生儿因尿湿而啼哭的频率。但因此也减少了妈妈与新生儿接触的机会。

传统尿布：增加了妈妈与新生儿接触的机会，给新生儿带来了欢乐，有利于新生儿心智的发展。但由于新生儿尿得频繁，每天要更换尿布的次数多，还要不断地烫洗，劳动强度大。

理想的纸尿裤是什么样的

选择较为理想的纸尿裤，可以参考以下标准：

1. 吸收尿液力强且速度快。含有高分子吸收剂的且表层的材质为干爽不回渗的纸尿裤较好。最好选择四层结构的纸尿裤，即表层、吸收层、防漏底层之外多加一层吸水纤维纸的。

2. 透气性能好且不闷热。透气性好的纸尿裤内层材质天然透气而且很薄，而且有层透气膜。

3. 摸起来舒服。目前，市场上有的在纸尿裤内表层添加了护肤成分，可以直接借着体温在小屁股上形成保护层而隔绝刺激，并减少皮肤摩擦。

怎样洗涤尿布

先将尿布上的粪便用清水洗掉，再擦上中性肥皂，放置 20 ～ 30 分钟后，用开水烫泡，水冷却后稍加搓洗，粪便黄迹就很容易洗净，再用清水洗净晒干备用。如尿布上无粪便，只需要用清水洗 2 ～ 3 遍，然后用开水烫一遍晒干备用。

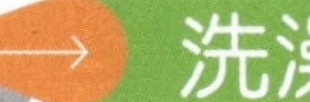

洗澡

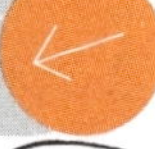

网兜是妈妈的好助手

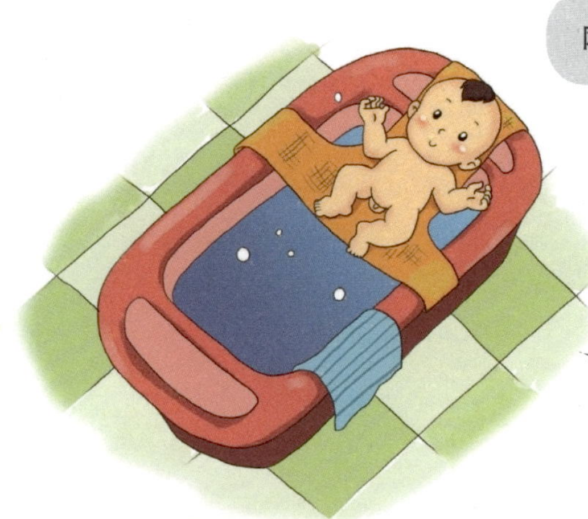

妈妈在给新生儿洗澡时，要提前准备好一个网兜，由于新生儿身体柔软，用网兜可以帮助妈妈给新生儿洗澡时避免水流进宝宝耳朵或撩到面部而让宝宝不适。

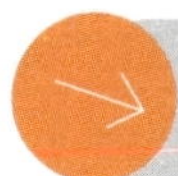

适当给新生儿使用浴液

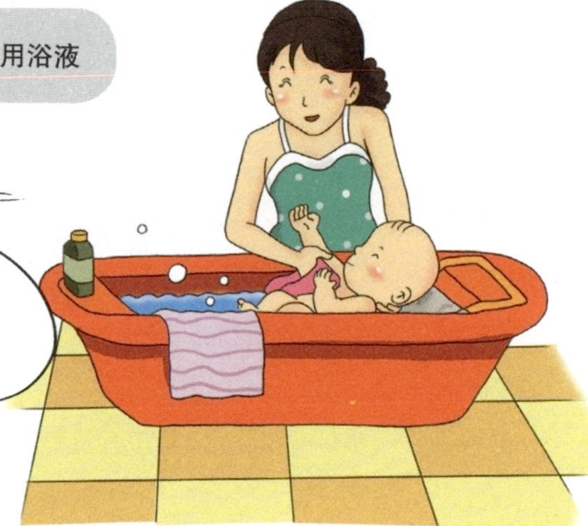

妈妈爸爸在给新生儿洗澡的时候，比较喜欢使用婴儿沐浴露之类的洗液，但注意不要过于依赖这些洗液，可以经常用清水给新生儿洗澡，适时适当使用沐浴洗液。

新妈妈，你知道吗？

在给新生儿洗澡之前准备工作要做好。先把需要换洗的衣服、尿布和洗澡时要用的浴巾、毛巾、新生儿浴皂等放在身边；把新生儿浴盆上供新生儿躺着的网兜卡好，然后在浴盆里放水，先倒凉水，然后对热水，水深至网兜的一半，然后用水温计调好水温，一般在37℃左右即可，也可用手试一下水温，以不觉得烫为宜。准备好后，就可以给新生儿脱衣服洗澡了。

洗澡方法

给新生儿洗澡必须两个人，一个人用手护住新生儿，另一个人负责洗。当新生儿脐带脱落后，脐部又无炎症时，就可以把新生儿全身放入水中。放入水中之前，先往新生儿身上撩点水，让新生儿先适应一下，然后轻轻地把新生儿半躺半坐地放到固定在浴盆上的网兜上，注意上身要高，肚腹浸在水中。先洗头，再洗全身，特别是腋下、大腿根部、后背都要洗到。动作要轻柔、麻利。

在洗澡时，应注意不要把水溅到新生儿的耳朵和眼睛里。

洗澡时要注意脐带的保护

新手妈妈或新手爸爸在为新生儿洗澡时，要注意脐带的保护，不要让水溅到脐带上，最好将上、下身分开洗。新生儿浴皂或新生儿浴液不要直接擦在新生儿身上，应该在大人手上摩擦起沫后，再抹到新生儿的身上。

游泳

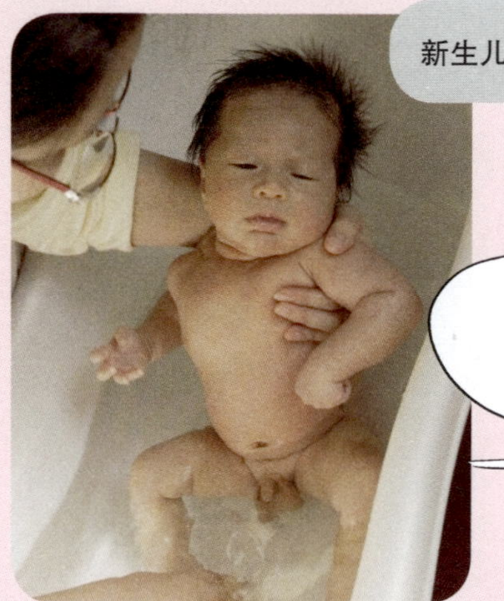

新生儿在水中妈妈勿离开

给新生儿洗澡时，妈妈一定要始终陪伴，如有急事，也务必从水中抱出宝宝再去做，不要存有就耽误一点点时间的侥幸心理。

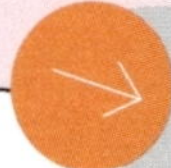

新生儿游泳的水温要控制好

给新生儿套上充气颈圈后，就可以将其放在水中，让他自由自在地与水亲密接触了。但是，妈妈要注意，把水温控制好，最好一直维持在37℃左右。

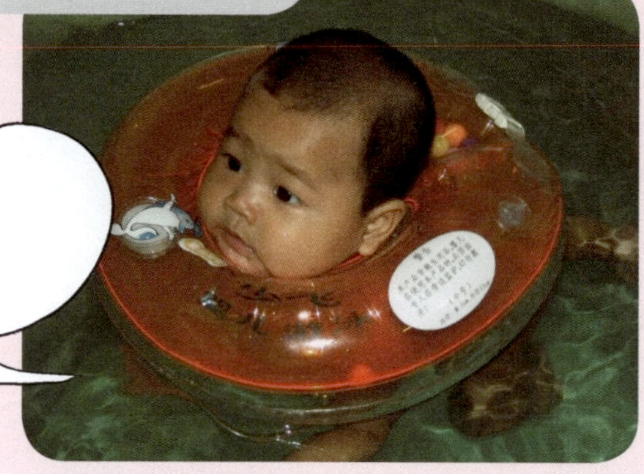

新妈妈，你知道吗？

儿科专家认为，新生儿出生后24小时内就可以让其试着游泳了。游泳有助于新生儿胎便的及早排出；有助于生理性黄疸早消退，促进吸收营养，并能使新生儿在子宫内蜷曲已久的肌肉、关节、韧带得以轻松舒展。

此外，游泳还能促进新生儿脑神经发育，增强新生儿的心脏功能，有利于新生儿的体格发育，给新生儿带来全方位的刺激，从而激发新生儿的本能和潜能。

怎样让新生儿在家中游泳

如果新生儿在家里游泳，游泳桶里的水面高度要比新生儿高出20～25厘米，水温最好保持在37℃左右，房间温度保持在25℃左右。脱光衣服后在脖子上戴好充气颈圈，然后慢慢把新生儿放到游泳桶里，待新生儿适应后就可放手让新生儿自己划水。

新生儿游泳的注意事项

1. 游泳时，其身边一定要有人。

2. 游泳时间以15～20分钟为宜。如果室内温度比较低，应控制在10分钟左右。

3. 每次游泳必须在喂奶后的1小时后进行，既不能在喂奶前游泳（以免发生低血糖），又不能在吃奶后马上游泳（防止吐奶）。

新生儿放进水里就哭，怎么办

如果新生儿进入水中就大哭，可能因其某一次进入水中时感到不舒服，形成不良的记忆所致。在放入水中之前，最好先将温水撩到新生儿身上，再将新生儿的身体全部放入水中，待新生儿尝到乐趣，习惯了这种运动就好了。

穿衣

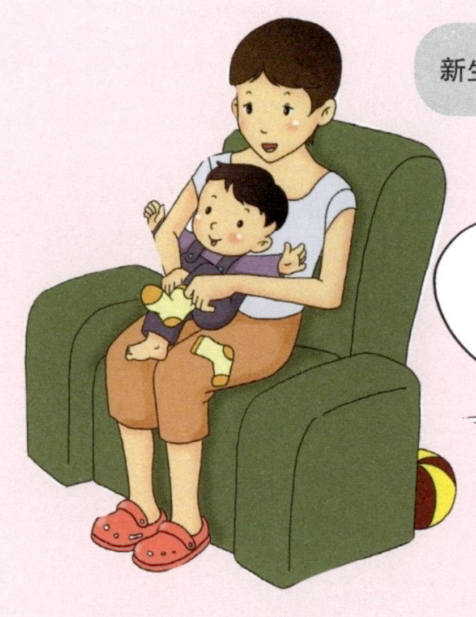

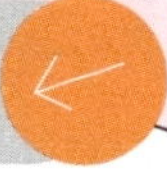

新生儿穿袜子有益处

新生儿调节体温的中枢发育还不够完善，产热能力差，散热能力比较强。当温度降低时，新生儿的末梢循环不好，穿上袜子起到一定的保暖作用。

新生儿的衣裤应柔软宽松

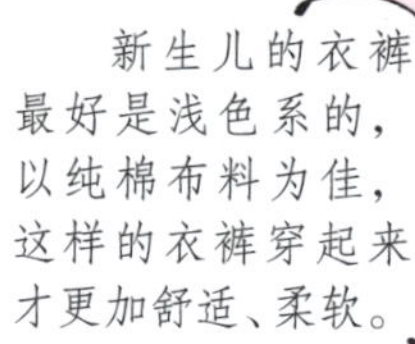

新生儿的衣裤最好是浅色系的，以纯棉布料为佳，这样的衣裤穿起来才更加舒适、柔软。

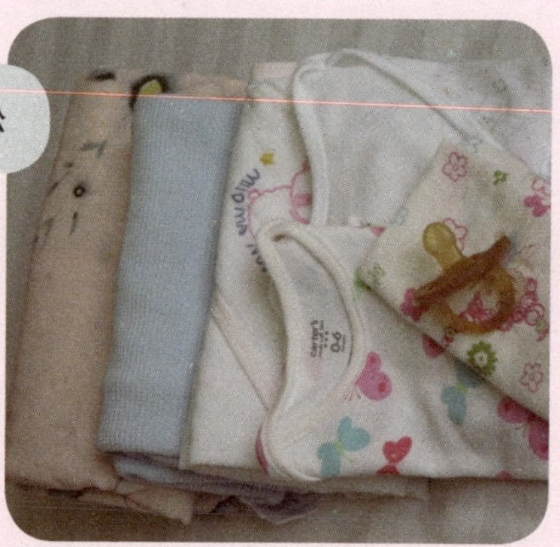

新妈妈，你知道吗？

给新生儿准备的理想衣服，必须具备以下条件：

1. 穿着宽松舒适。由于新生儿皮肤娇嫩，容易出汗，所以内衣应选用柔软、吸水及透气性比较好的棉制品。衣裤的质地以浅色纯棉布或纯棉针织品为好。贴身衣服不应有“缝头”，以免摩擦新生儿娇嫩的皮肤。裤子的式样为开裆系带或开裆背带，不要选择松紧带的裤子。

2. 容易穿脱。为使新生儿的衣服容易穿脱，式样最好是和尚领、斜襟，可以在一边打结，并且胸围可以随着新生儿长大而随意放松。此外，由于新生儿的脖颈短，容易溢奶，这种上衣便于围放小毛巾或围嘴。

3. 安全。为了保证新生儿的安全，衣服应选择那些装饰少、袖子宽松的样式。同时，应避免有金属纽扣或拉链，以免划伤新生儿。

如何为新生儿穿套头穿的衣服

在把衣服套到新生儿的头上之前，妈妈要先用手拉开领口，避免衣领弄痛新生儿的耳朵和鼻子。同时，为了避免套头时新生儿因被遮住视线而恐惧，可以和他说话，以分散他的注意力。

怎样给新生儿穿连体衣

穿连体衣的时候，要把连体衣所有的扣子都解开、放平，然后把新生儿放在衣服上，脖子对准衣领的位置。先穿腿，一次一条，在尿布下面的位置把扣扣好，这样新生儿的腿就伸不出来了。把胳膊伸进去的时候，妈妈先把袖子挽起来，用一只手把袖口撑开，把新生儿的胳膊拉进袖子，把袖子长短挽好，再照此办法穿另外一只胳膊。

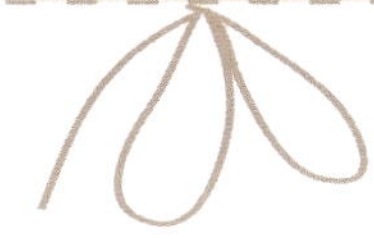

为新生儿做抚触

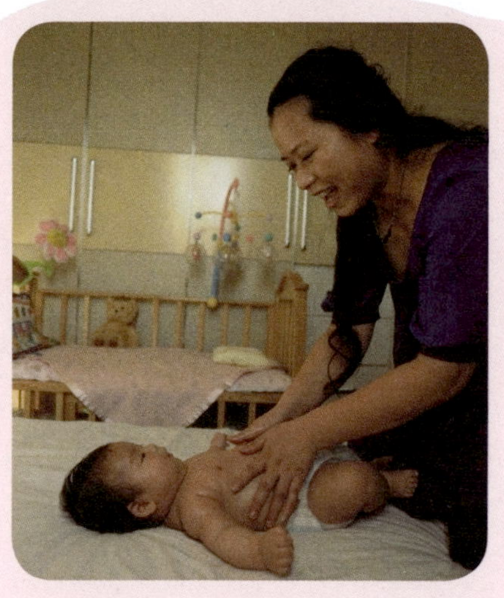

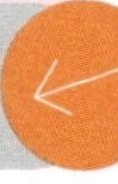

抚触可使肌肉得到锻炼

给新生儿洗完澡，用干布轻轻地擦干身体，在新生儿的皮肤上涂抹一些抚触油，缓缓地抚触，肯定会让小家伙舒服无比！

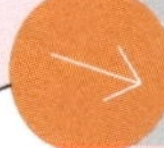

不要在新生儿饱腹后做抚触

妈妈的抚触会让新生儿非常舒服，柔柔的抚触饱含了妈妈无尽的爱意。为新生儿做抚触，可以刺激新生儿感觉器官的发育，促进其生长发育。

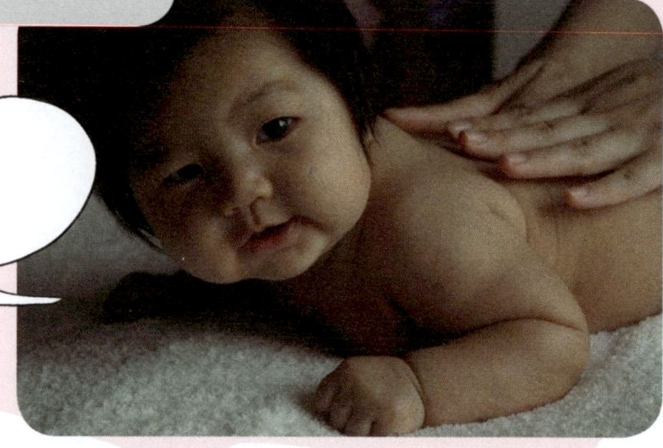

新妈妈，你知道吗？

新生儿的皮肤娇嫩柔软，同时也非常脆弱，而且容易发生干燥、发炎、瘙痒等现象。如果每天帮新生儿清洗或者抚触，无论是对新生儿情感的健康发展以及亲子交流，还是促进新生儿的生长发育都有重要意义。

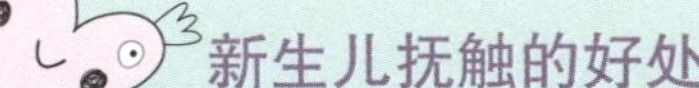

新生儿抚触的好处

1. 促进新生儿免疫系统发育，促进血液循环。

2. 使新生儿的肌肉得到锻炼。

3. 向新生儿表达爱意，使新生儿的交感神经兴奋起来，有利于新生儿的健康成长。

4. 常常为新生儿做抚触，还能增强免疫力，减少哭闹，达到安睡的效果。

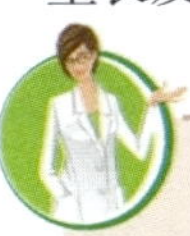

抚触应注意哪些问题

1. 做好抚触前的准备：新生儿抚触油或乳液。

2. 在新生儿两周大时就可以开始抚触。要选择一个新生儿不困的时间，并保证房间和自己的双手温暖。

3. 最好选择在两次喂奶之间，因为新生儿刚吃完奶时接受抚触，他会因为太饱而感到不舒服；如果在他饥饿的时候抚触，他又会很快不耐烦。

4. 如果是全身抚触，应从头部开始向下轻轻抚触，对称地抚触新生儿身体的两侧。抚触完新生儿身体的正面后，再抚触新生儿的背部，顺序还是从头部开始。

5. 刚开始抚触时，动作要特别轻柔，等新生儿喜欢这种感觉时再逐渐加大力度。

怎样为新生儿抚触

1. 头部抚触。用双手抚触新生儿的头顶部，轻轻画圈做圆周运动，但要避开囟门。接着抚触脸的侧面，然后用指尖从中心向外抚触新生儿的前额，轻轻从新生儿额部中央向两侧推，然后移向眉毛和双耳。

2. 脖子、颈部和肩膀抚触。先从新生儿的颈部向下抚触，慢慢移至肩膀，由颈部向外抚触。用手指和拇指抚触新生儿的脖子，从耳朵到肩膀，从下巴到胸前。然后从新生儿的脖子向外抚触他的肩膀。

3. 胸腹部抚触。轻轻沿着新生儿肋骨的曲线向下抚触新生儿的胸部。在新生儿的腹部用手指划圈揉动，从肚脐向外做圆周运动，以顺时针方向逐渐向外扩大。

4. 胳膊抚触。让新生儿仰面躺着，拿起一只胳膊，首先从腕到肘，再从肘到肩膀。然后，从双臂向下抚触、滚揉。最后抚触新生儿的手腕、小手和手指，并用你的拇指和指尖抚触新生儿每一根手指。

5. 腿部、脚和脚趾抚触。从新生儿大腿开始向下，将闲着的手放在新生儿的肚子上，然后从大腿向脚踝方向轻轻抓捏新生儿的腿，并加入轻捏动作。轻轻摩擦新生儿的脚踝和脚，从脚跟到脚趾进行抚触，然后分别抚触每根脚趾。

6. 后背抚触。抚触后背时，要轻轻地把新生儿翻过来，用两个手掌从新生儿的腋下向臀部方向抚触，同时用拇指轻轻挤压新生儿的脊骨。

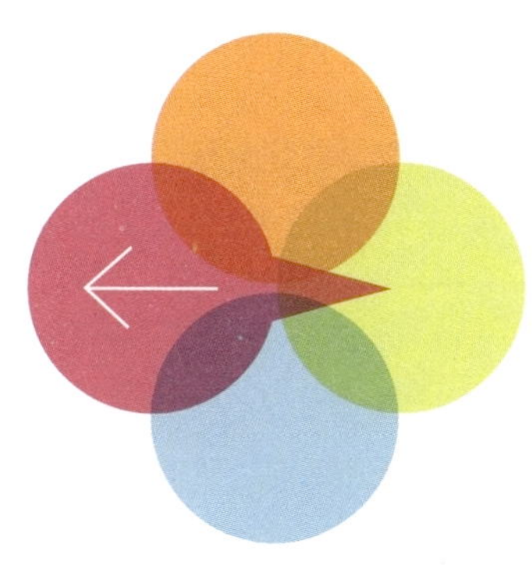

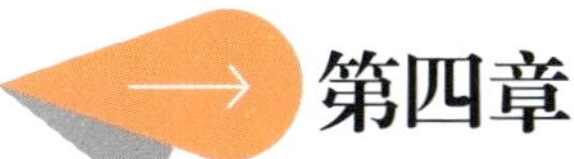

第四章

新生儿常见问题及对策

对于新生儿而言，外界是一个新奇的世界；而对于爸爸妈妈而言，新生儿是一种新奇的“小动物”，他们往往会出现一些问题，让爸爸妈妈不知所措。其实有些问题只是正常的生理现象，爸爸妈妈无需紧张。

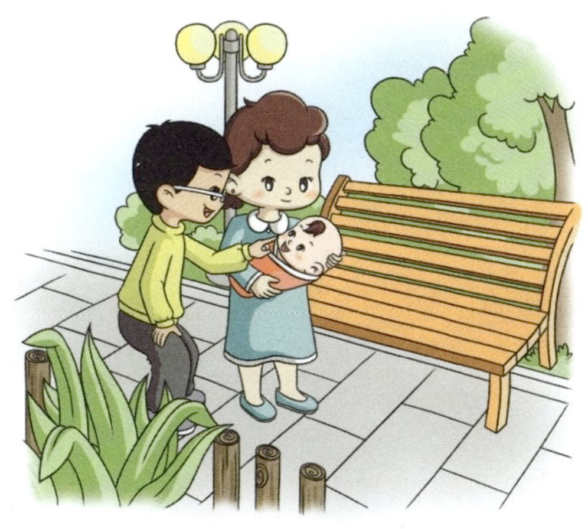

啼哭

读懂新生儿的哭声
新生儿啼哭不止，妈妈要确定是什么原因：饿了？尿布湿了？鼻子不通畅？还是消化不好？有时甚至可能就是新生儿的一种情绪上的发泄。

受到惊吓后的啼哭
为了避免新生儿在夜间经常从梦中惊醒，哭时表现出恐慌，在平日里就要注意巨响或噪音刺激新生儿，或避免陌生人探望，尽可能给新生儿创造一个安全舒适的睡眠环境。

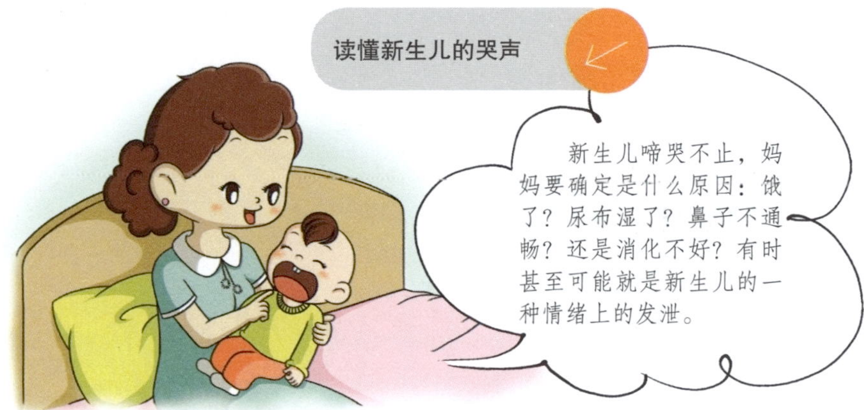

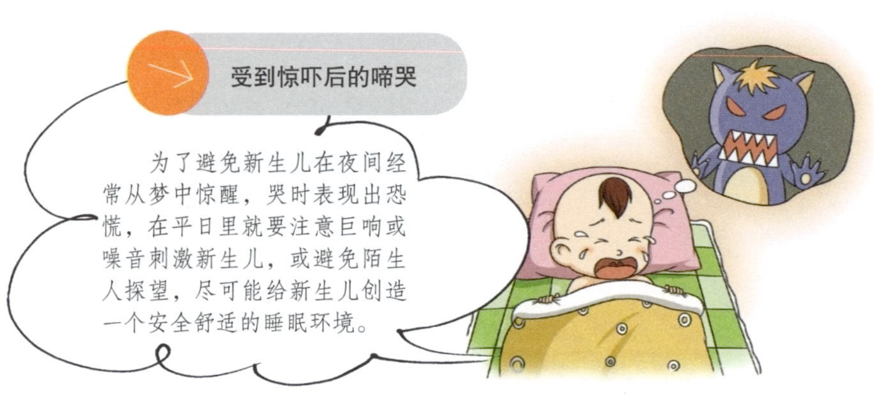

新妈妈，你知道吗？

新生儿总是用啼哭表达他的意思，如饿了、冷了、困了、受到惊吓了等都会啼哭，每一种啼哭都有其特殊的表达方式。但这并不是说，只要新生儿啼哭，肯定就了出现问题，有一种啼哭就是正常的啼哭，医学上称之为运动性啼哭。这种啼哭声音响亮，节奏感强，不刺耳，没有眼泪流出，每次时间较短，几分钟到十几分钟，一般每天会出现4～5次，无伴随症状，吃奶、睡眠都很正常。如果妈妈轻轻摇一摇新生儿，新生儿就会安静下来。

当新生儿出现这样的啼哭时，妈妈最好不要打断新生儿的啼哭，因为这种啼哭本身就是一种运动，能促进消化，有益于新生儿的生长发育，也是新生儿与妈妈进行交流的一种表达方式。

新生儿夜间啼哭可能受到了惊吓

新生儿受到惊吓后，晚上常会从睡梦中惊醒并啼哭，新生儿哭的时候常常伴有恐惧表现。在生活中，不难找到是什么原因让新生儿受了惊吓。解决的方法是安慰新生儿，告诉新生儿没什么可害怕的，并暂时不要让新生儿直接接触使他害怕的物或人，慢慢地新生儿就会安稳入睡。

正确看待新生儿的啼哭

对于新生儿来说，哭就是他和爸爸妈妈交流的方式，听到哭声爸爸妈妈会去检查发现哭的原因，然后解决问题。这样看来，新生儿的哭大多是健康的表现。因为他能够通过哭声来告诉爸爸妈妈自己的需求。其次，哭还有利于增强宝宝的肺活量，促进新陈代谢。再者就是哭的时候的肢体动作也是一种不错的运动。只要爸爸妈妈能够读懂各种哭声，就不用担心健康问题。

打嗝

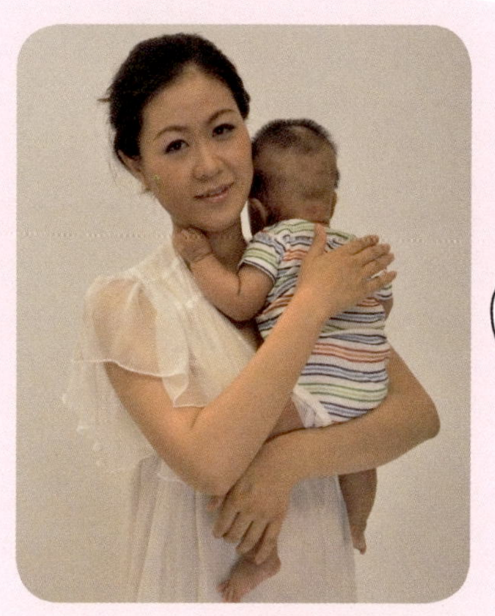

拍嗝

新生儿吃完奶后，很容易打嗝，所以妈妈要在喂完奶后给宝宝拍嗝，最好是抱起宝宝，让其趴在妈妈肩头进行拍嗝。

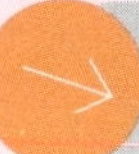

抚触缓解打嗝

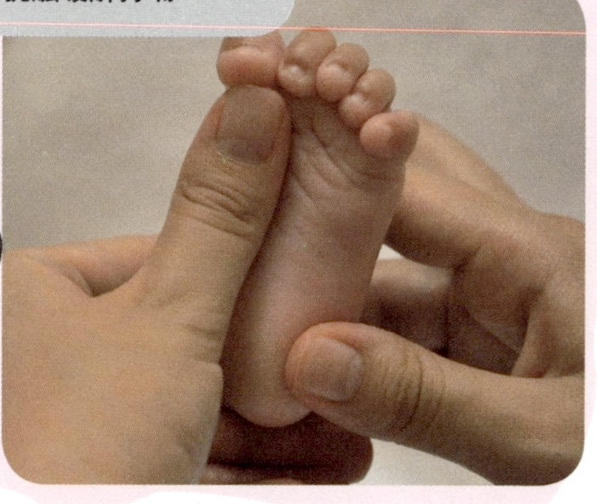

在新生儿不停打嗝时，可以适当做一些抚触，也能有助于缓解打嗝。

新妈妈，你知道吗？

打嗝是新生儿常有的现象，不会危及新生儿的生命，也不属于急救范畴。一般是因为新生儿吃奶过急，或吞下空气所致，喝些温热水，或过一会儿，就会自行消失。

怎样解决打嗝

1. 用中指弹击新生儿的足底，让新生儿大声啼哭几声，可有效地止住打嗝。

2. 将新生儿抱起来，妈妈用食指尖在新生儿的嘴边或耳边轻轻挠痒，待新生儿发出哭声，打嗝也就停止了。

3. 给新生儿喂奶（奶水充足才能管用），也能抑制住打嗝。

4. 避免新生儿过度饥饿或哭得很厉害的时候喂奶。

如果新生儿打嗝到了无法抑制的程度，吐奶也很多，而且咳嗽或看起来很烦躁，就应带新生儿去医院。一般来说，新生儿 1 岁以后，打嗝逐渐减少，如果打嗝还很频繁，有可能新生儿有潜在疾病。

新生儿打嗝的几个原因

一般情况下，新生儿打嗝，过一会就会好了。不过打嗝还是会让宝宝很不舒服。妈妈了解一下打嗝的原因，就能有效预防新生儿打嗝。

1. 新生儿遇风寒，喝了冷风容易打嗝。

2. 吮吸乳汁过急，或者在大哭后吃奶，由于哽咽也会打嗝。

3. 用挤出的母乳或喝配方奶的新生儿，由于奶水生冷影响了脾胃功能也会打嗝。

可以看出，受凉对新生儿的影响比较大，所以要注意给新生儿保暖，并且要适当喝些温热水，可以起到预防打嗝的作用。

鼻塞、打喷嚏

多带新生儿去户外

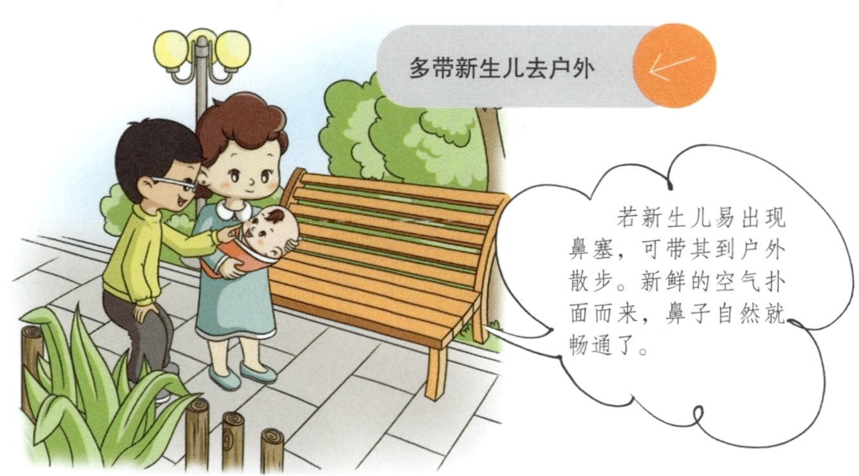

若新生儿易出现鼻塞，可带其到户外散步。新鲜的空气扑面而来，鼻子自然就畅通了。

打喷嚏可能是受光线的刺激

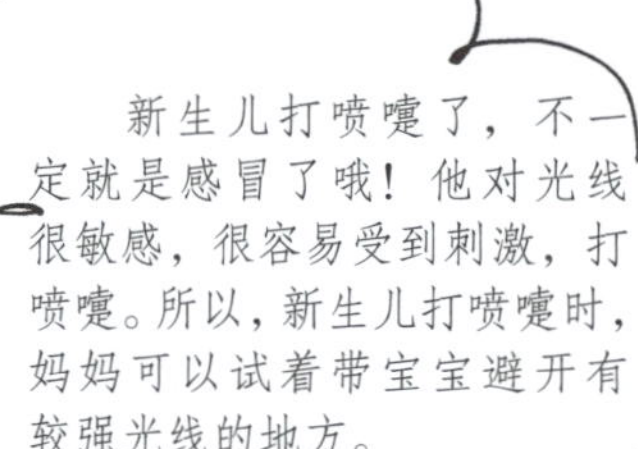

新生儿打喷嚏了，不一定就是感冒了哦！他对光线很敏感，很容易受到刺激，打喷嚏。所以，新生儿打喷嚏时，妈妈可以试着带宝宝避开有较强光线的地方。

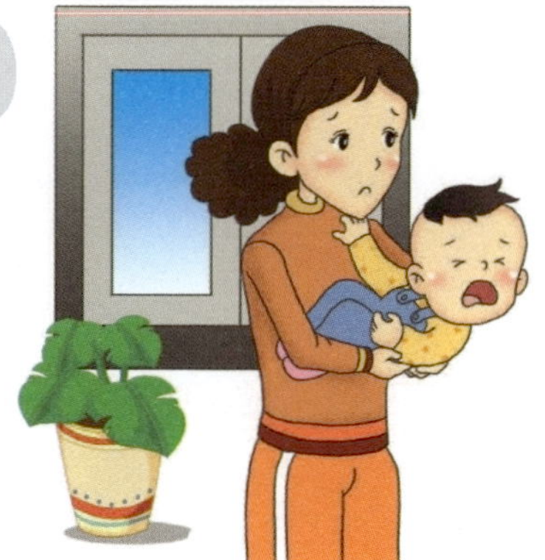

新妈妈，你知道吗？

新生儿鼻黏膜发达，毛细血管扩张，由于鼻道狭窄、气力小，有分泌物时极容易出现鼻塞。鼻塞严重时会影响新生儿吃奶。新手爸妈要学会为新生儿清理鼻腔。

冬季更应重视新生儿的鼻塞状况

新生儿在冬季出现鼻塞，一般是空气干燥引起的，不要过于着急。解决的办法是：可在暖气前挂上湿毛巾，以减轻空气的干燥程度。如果房间温度太高，新生儿也会感到鼻塞。所以，天气好的时候，要经常带新生儿去户外散步，接触室外空气后，会使新生儿鼻腔通畅。

打喷嚏并不一定是感冒

新生儿受点凉就会打喷嚏，如洗澡、换衣服、换尿布时，这是身体的应激反应，不一定就是感冒。

新生儿对光线十分敏感，出生后头几天张开眼睛时都会打喷嚏，这是由于光线刺激鼻子和眼睛神经的缘故。新生儿鼻腔黏膜是敏感的，打喷嚏可以清除鼻通道，不一定是患了感冒。

如果新生儿在打喷嚏的同时，还出现了流清鼻涕、吃奶量下降等症状，就极有可能是患上了感冒。新生儿感冒的原因大多是受到了爸爸妈妈以及与新生儿接触的人的传染。由于新生儿的抵抗力差，通常当患了感冒的妈妈、爸爸或其他人在打喷嚏、鼻子不通气、稍有发烧、头痛等自己刚感觉到患感冒的时候，新生儿就已经被传染了。

生理性脱皮和生理性脱发

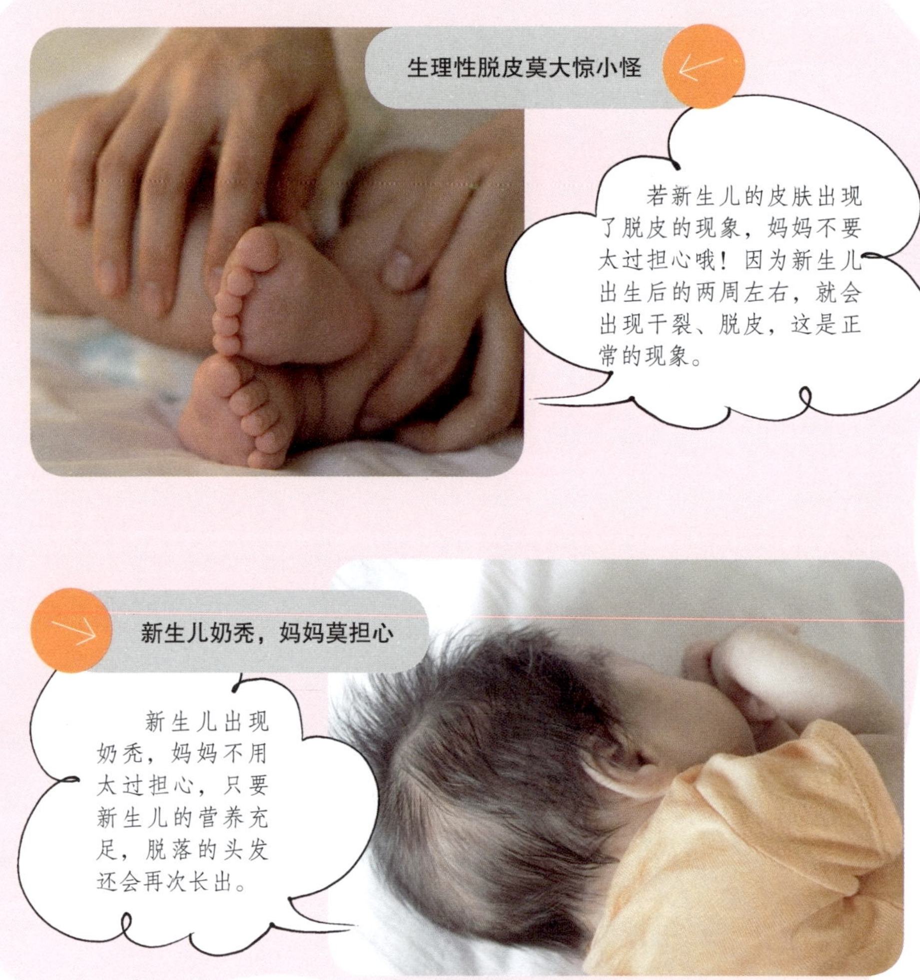

新妈妈，你知道吗？

新生儿出生两周左右时，先是皮肤就像抹了糨糊似的干裂爆皮，紧接着开始脱皮。之所以出现脱皮现象，是因为新生儿皮肤的新陈代谢所致，旧的上皮细胞脱落，新的上皮细胞生成。新生儿出生时附着在皮肤表层上的胎脂，就随着旧的上皮细胞脱落，形成了生理性脱皮，这是新生儿正常的生理现象。

新生儿脱发可能是奶秃

新生儿出现脱发的现象，俗称奶秃，这是一种正常的生理现象，随着新生儿的长大和辅食的添加，脱落的头发会逐渐长出。但如果妈妈孕期营养跟不上，或父母头发稀少，新生儿的头发就不会浓密，因为新生儿的头发也与遗传、身体及营养状况有关。

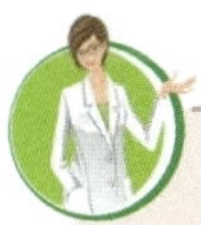

什么是生理性脱发

有的新生儿一出生就有满头浓密黑亮的头发，可是随着时间的推移（在出生后几周内），原本浓密的黑发逐渐变得稀疏，发质也变得又绵又细，颜色也不那么黑了。这种现象属于新生儿的正常生理性脱发，大多数会逐渐复原。发质不好的新生儿也有脱发现象，只是不太明显。

皮肤红斑、鼻梁上的斑点

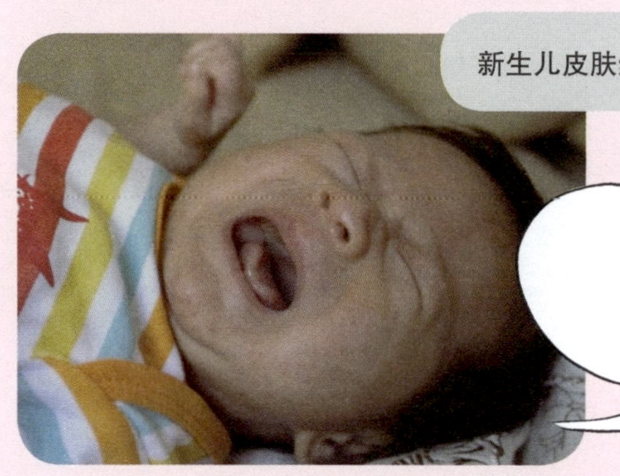

新生儿皮肤红不是疾病

一些新生儿刚出生，皮肤就显得红，好像湿疹一般，爸爸妈妈不用太过担心，新生儿的面部或躯干的红斑在几天后就会消失，在这期间可以适当给新生儿喂些水。

新生儿的洗浴用品应温和

新生儿的洗浴用品一定要是婴儿专用的，才不会刺激新生儿的皮肤。平日里经常用清水给新生儿清洗，可适当使用洗浴用品。

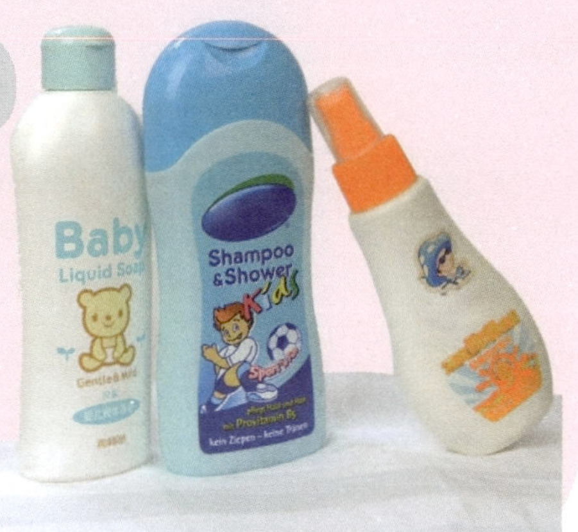

新妈妈，你知道吗？

有的新生儿一出生身上就有红斑，也有的新生儿洗澡之后才会出现皮肤红斑。红斑以头面部、躯干为主，颜色鲜红，形状、大小不等，一般几天后就会消失，很少超过一周。个别新生儿出现红斑时还伴有脱皮现象。这属于新生儿的正常生理现象，新手爸妈不必担忧。

此“皮肤红斑”非彼皮肤红斑

有的新生儿在出生不久后，突然出现了皮肤红色丘疹，有的丘疹周围有红晕，看起来像荨麻疹。但不影响新生儿的吃奶量、精神。

这种斑多在 1 ~ 2 天内不治自消，这不是所谓新生儿红斑,而是一种过渡性的生理现象。因为，新生儿皮肤娇嫩，皮肤下血管丰富，角质层发育不完善。当胎儿从母体娩出后，便从羊水的浸泡中来到干燥的环境，又受到空气、衣物、洗澡用品等物刺激，皮肤便会出现这种玫瑰红色样丘疹，这可以说是新生儿适应环境的生理反应。

为了避免新生儿出现这种现象，妈妈应保证新生儿用品以柔软、清洁、刺激性小为宜。

新生儿鼻梁上的小斑点是什么

新生儿鼻梁上的小白斑点，被称之为“粟粒疹”。粟粒疹是由于汗腺和皮脂腺（产生皮脂以润滑皮肤）短暂阻塞所造成的，属于正常的生理现象，日后可自行消退。因此，妈妈不用担心这些斑点。

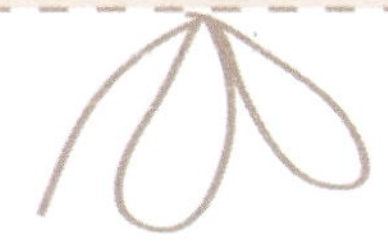

“马牙”和“螳螂齿”

不要给新生儿擦“马牙”

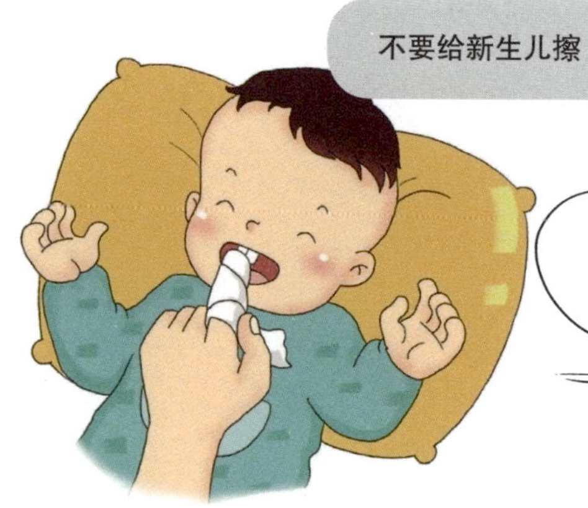

用纱布给新生儿擦“马牙”，易使新生儿的口腔黏膜受损，导致口腔黏膜感染。

含着乳头睡觉不利于口腔清洁

有不少新生儿会有吃着奶睡觉的习惯，然后妈妈怕惊醒宝宝，任由其含着乳头睡觉了。这样对牙齿的正常发育非常不利。

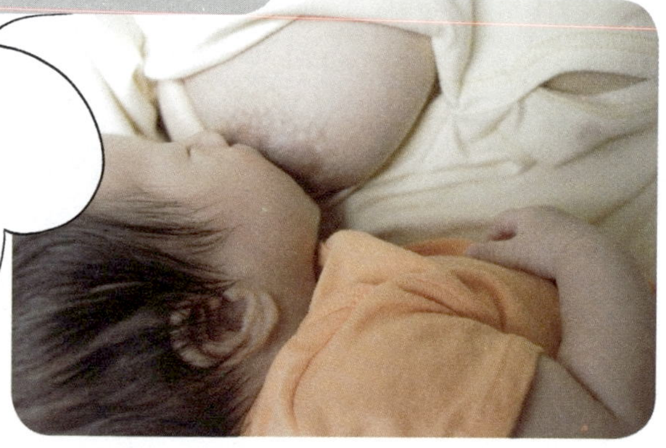

新妈妈，你知道吗？

新生儿出生后 3 ~ 5 天后，口腔内牙床上或上腭两旁有米粒大小的球状白色颗粒，数目不一，这就是“马牙”，医学上称为“上皮珠”。上皮珠是细胞脱落不完全所致，对新生儿没有影响，它往往会由于进食、吮吸的摩擦而自行脱落。对此，爸爸妈妈不要用针挑或用粗布擦，因为新生儿的口腔黏膜较为娇嫩，黏膜易受到伤害，引发口腔黏膜感染，甚至全身感染。

“螳螂齿”对新生儿的益处

新生儿出生时，上下前部的牙床是不接触的，两侧后部各有一个隆起，上下能接触到的脂肪垫，俗称“螳螂齿”。

“螳螂齿”对新生儿来说有一定的益处。在新生儿吸奶时，前部用舌头和口唇黏膜、颊部黏膜抵住奶头，这时后部的脂肪垫关闭，帮助增加口腔中的负压，有利于新生儿吸奶。

新生儿的口腔清洁

新生儿的口腔一般不需要特别的清洗，因为这时新生儿的口腔内尚无牙齿，口水的流动性大，可以起到清洁口腔的作用。事实上，在给新生儿喂奶后，再喂些温开水，便可以将口腔中的奶液冲洗掉，达到清洁口腔的作用。若确实需要给新生儿清洁口腔，可以用棉签蘸水轻轻地涂抹口腔黏膜，注意不要擦破。

有“螳螂齿”，妈妈不要这样做

妈妈不要用粗布擦拭新生儿的“螳螂齿”，更不能用针状物去挑它，否则由于新生儿的口腔黏膜非常柔嫩，容易受到损坏，严重时细菌侵入会发生感染。

出怪相、挣劲、扭动和抖动

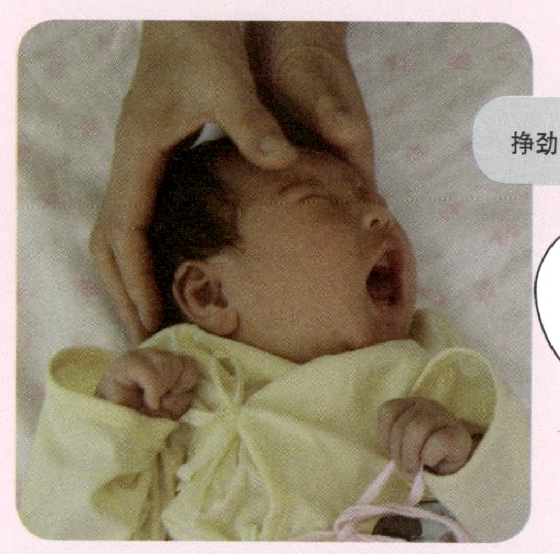

挣劲其实是在做运动

看呀，这个小家伙紧握着拳头，张大着嘴，好像在挣劲！这样的新生儿是很不舒服吗？其实不然，他们是在伸懒腰，做运动呢！

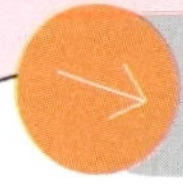

手足抖动很正常

有时，妈妈会看到新生儿不自主地抖动，以为是新生儿出现了疾病。其实这也是宝宝的一种运动，是对周围环境的好奇表现，是健康的体现。

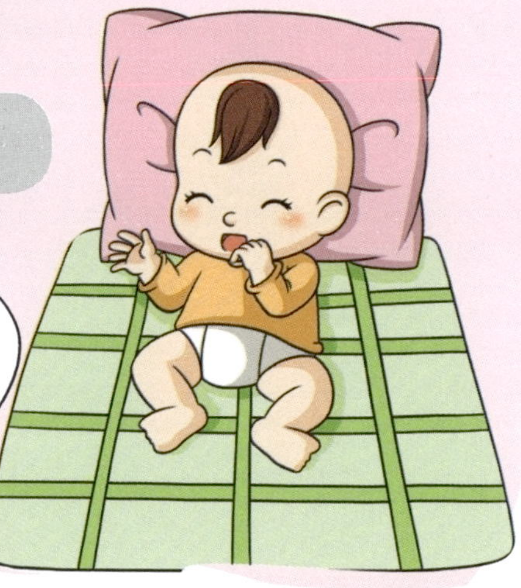

新妈妈，你知道吗？

妈妈们几乎都发现，有时新生儿在睡眠时会出现诸如空吸吮、咂嘴、屈鼻、皱眉、似哭、似笑、咧嘴等表情。有的时候新生儿的小脸还憋得通红，好像在挣劲。其实，出怪相、挣劲是新生儿的正常生理现象，与疾病无关。

新生儿挣劲时，妈妈不要打扰

所谓挣劲，那是新生儿在伸懒腰，恰恰说明新生儿的身体很好，很舒服（大人不是也时常伸懒腰吗）。提醒妈妈，新生儿伸懒腰时千万别抱新生儿，给新生儿一个运动的机会。

身体扭动是有病吗

不是。婴儿的情感世界是很丰富的，他也可能做梦，或是对湿尿布的刺激感到不舒服，或是厌烦某一种睡姿，于是他就会扭动身体，发出吭吭声，甚至以哭泣来表达。

手足抖动是抽风吗

不是。在新生儿时期，新生儿的大脑中枢尚未发育完善，功能尚不健全，可运动神经系统相对发育得较为完善，所以常常表现出手、臂、手指、小腿等肢体的不自主地抖动，这是一种生理现象。随着大脑功能进一步完善，手足抖动的现象就会消失。

如果是抽风或缺钙引起的手足抽搐，都一定伴有其他的病理现象，如高热、烦躁不安、吃奶不好等。

溢奶

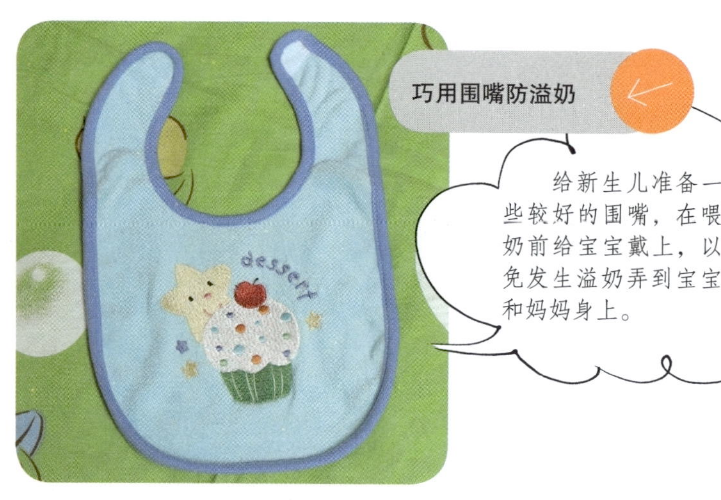

巧用围嘴防溢奶

给新生儿准备一些较好的围嘴，在喂奶前给宝宝戴上，以免发生溢奶弄到宝宝和妈妈身上。

新生儿溢奶，可能是吃多了

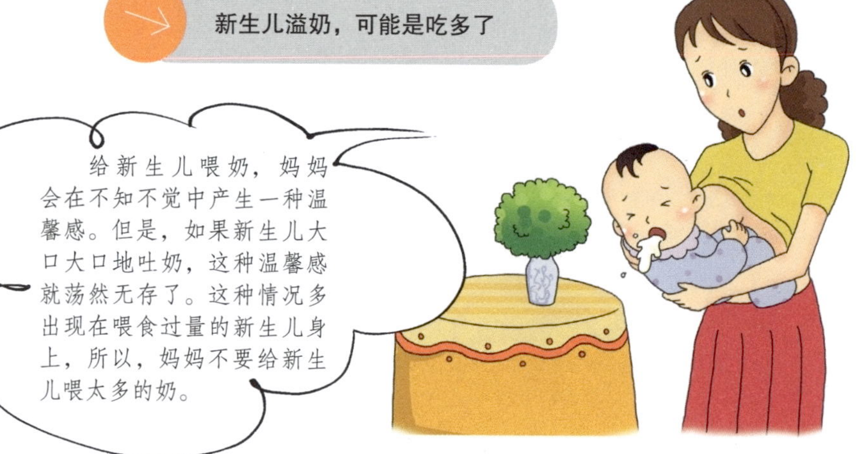

给新生儿喂奶，妈妈会在不知不觉中产生一种温馨感。但是，如果新生儿大口大口地吐奶，这种温馨感就荡然无存了。这种情况多出现在喂食过量的新生儿身上，所以，妈妈不要给新生儿喂太多的奶。

新妈妈，你知道吗？

大部分新生儿都会出现溢奶现象，这是因为新生儿的胃容量小，又呈水平位置，加之胃入口处的贲门括约肌松弛，而出口处的幽门肌肉相对紧张，乳汁不容易进入肠道，却容易通过松弛的贲门返流回食道溢入口腔，造成溢奶。这属于正常的生理性溢奶，随着新生儿的长大，溢奶现象就会消失。

出现溢奶的应对策略

新生儿出现溢奶，大多是因为喂食过量。对此，妈妈应该轻轻抚拍新生儿：

1. 把新生儿垂直抱起，伏在妈妈的肩上，用小毛巾折叠放在肩上和婴儿颏部（下巴）之下，以便接住口角的流涎。在新生儿的背部两肩胛骨之间轻轻地摩擦或有节奏地轻拍新生儿的背部。

2. 把新生儿放在膝上坐着，妈妈用手指和大拇指支撑着新生儿的颏部，轻拍和摩擦他的背部。

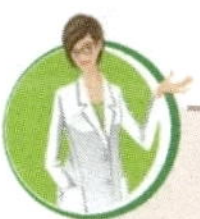

怎样减少溢奶情况的出现

1. 喂奶前就给新生儿换好尿布，喂奶后就不要换了，以免新生儿因变换体位而溢奶。

2. 给新生儿喂完奶后，注意不要让宝宝着凉，或“喝凉风”，要适当保暖。

3. 如果奶水过冲，就应用手指夹住乳房，使奶水缓缓流出，避免新生儿因吃奶过急而发生溢奶。

4. 喂奶时不仅要让新生儿含住乳头，还要含住乳晕，以免吸入空气，或损伤乳头。

5. 给新生儿用奶瓶喂奶时，要让奶汁充满奶嘴，以免新生儿吸入空气。

不吃、不喝、不睁眼

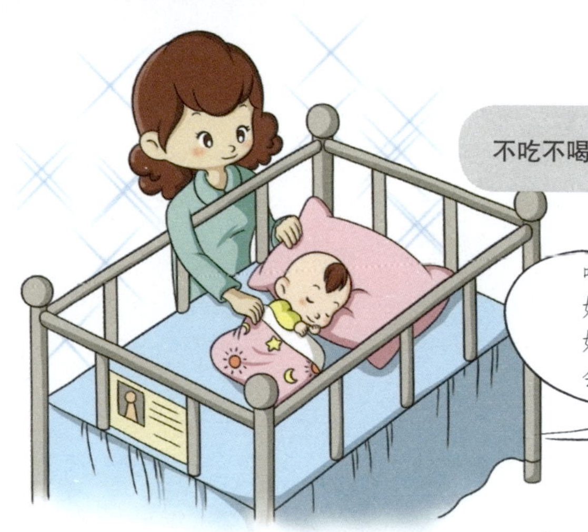

不吃不喝不睁眼，不正常

新生儿安静地睡着，不吃、不喝、不睁眼，也不闹，妈妈似乎轻松了很多。但是，妈妈要知道这种情况很可能会影响新生儿的生长发育。

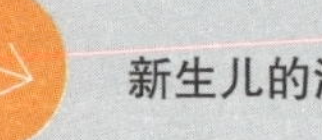

新生儿的活动睡眠状态

新生儿的状态有很多，其中就包括活动睡眠状态，处于此状态的新生儿眼睛虽然是闭合的，眼球却是运转的，有时，脸上还会出现一些奇怪的表情，非常有趣！

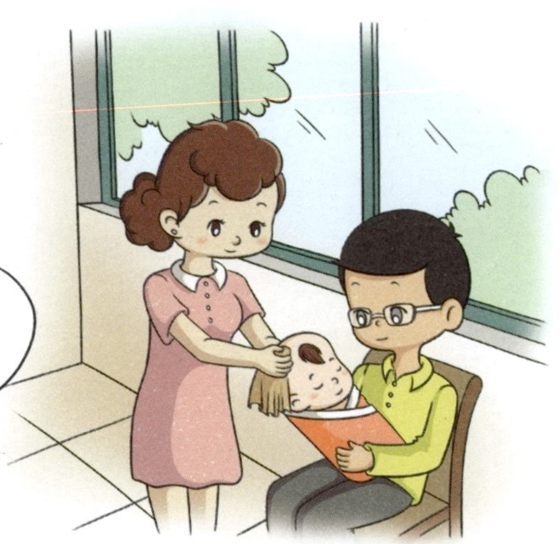

新妈妈，你知道吗？

新生儿不吃、不喝、不睁眼是不正常的，现代新生儿护理医学已经明确指出，新生儿出生后就具备了吃奶的能力，越早喂奶越好，不仅有利于大脑的发育，还能降低低血糖及暂时性黄疸的发生概率。所以，妈妈最好针对此问题咨询专业医师。

新生儿都有哪些状态

1. 安静睡眠状态：安静睡眠时，新生儿的脸部放松，眼闭合着；全身除偶然的惊跳和极轻微的嘴动外，没有自然的活动；呼吸均匀。妈妈在此时呼唤新生儿，很难唤醒。

2. 活动睡眠状态：活动睡眠时，眼睛通常闭合，偶尔短暂地睁一下，眼皮有时颤动；呼吸不均匀，时快时慢；手臂、腿和整个身体时有轻微的抽动；脸上经常出现微笑或怪相、皱眉等表情。

3. 安静觉醒状态：安静觉醒时，新生儿的眼睛睁得很大，明亮发光，很安静，很少活动。此时，新生儿表现得很机敏，喜欢看东西、看人脸、听声音，甚至模仿大人的表情，这种状态多出现在吃过奶或换过尿布时。

4. 哭的状态：新生儿哭时，四肢有力地活动，眼可张开或紧闭，脸有时涨得通红。

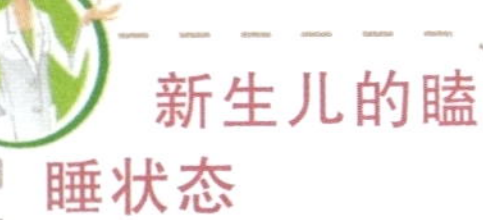

新生儿的瞌睡状态

瞌睡状态通常出现在刚睡醒后或入睡前，新生儿的眼睛半闭半睁，眼皮出现闪动，眼睛闭上前眼球可能出现向上滚动。有时出现微小、皱眉或噘起嘴唇等。目光变得呆滞，反应迟钝，对身影或图像表现茫然，常伴有惊跳。这是介于睡和醒之间的过渡状态，持续时间较短。

头部奶痂、前囟门

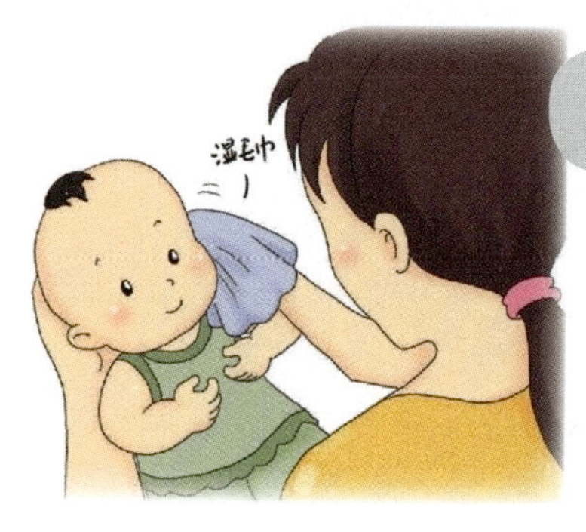

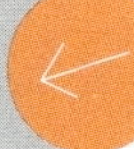

不要硬剥新生儿的奶痂

新生儿的头部出现奶痂后，妈妈要小心清理，可以在奶痂处抹一些油，轻轻地用湿布来回擦。

新生儿的前囟门很重要

对于新生儿而言，前囟门非常重要，过大或者过小都可能存在疾病。所以护理前囟门就要十分小心，但不是说，新生儿的前囟门是碰不得的！

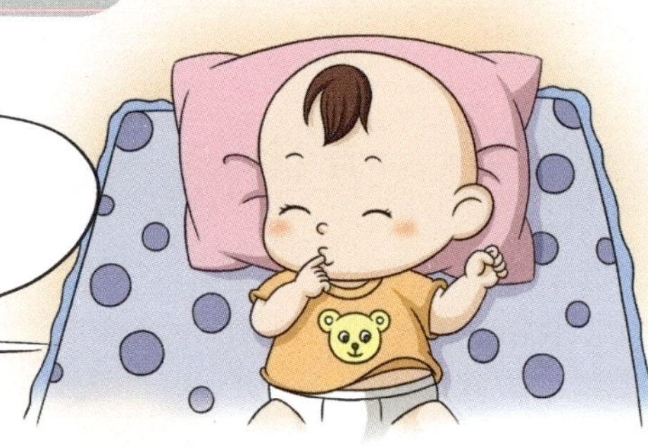

新妈妈，你知道吗？

奶痂其实就是新生儿出生时头皮上的脂肪，加上头皮分泌的皮脂，再粘上灰尘形成的。若妈妈在新生儿出生后一直不给其清洁头部，奶痂就会出现。虽然奶痂不会给新生儿带来健康隐患，但可能会妨碍新生儿头皮。所以，妈妈应该定时为新生儿清洁头部，出现奶痂后，可以适时适当进行清理。

怎样清理奶痂

由于奶痂很厚，并与头皮粘得很紧，如果硬剥硬洗，很容易损伤头皮，引起细菌感染。所以妈妈在给新生儿清洗奶痂时，要注意讲求方法。可以用煮熟冷却后的植物油轻轻擦在奶痂上，使奶痂软化，再用肥皂和温水洗净，可重复洗几次。若在洗净后的不久又出现了，可能是新生儿患上了脂溢性皮炎，妈妈应尽快带新生儿到医院请医生处理。

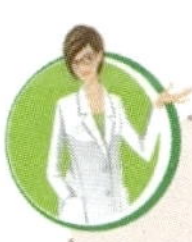

为什么前囟门很重要

在新生儿的头顶处有一个部位为囟门，是新生儿颅骨和颅骨之间尚未完全衔接的空间。两款额骨与顶骨之间形成一个无骨的，只有脑膜、头皮和皮下组织的菱形空间，叫前囟门；两块顶骨与枕骨之间形成一个无骨的小三角，叫后囟门。而人们常说的囟门就是前囟门。新生儿的前囟平均是 2.5×2.5 厘米，也有个体差异。若新生儿的前囟门小于 1 厘米，或大于 3 厘米，就要注意，因为前囟门过小常见于小头畸形，前囟过大常见于脑积水、佝偻病、呆小病。所以囟门很重要，要注意保护。

认识新生儿的胎记和胎痣

胎记是新生儿常见的斑疹之一，几乎所有的新生儿出生时都带有胎记。也叫“胎生青记”，医学上称为色素痣。大多发生在新生儿的腰部、臀部、胸背部以及四肢，一般为青色或灰青色的斑块。胎记的形状大小不一，多为圆形或不规则形，边缘清晰，用手按压后不褪色，这是由于新生儿出生时皮肤色素沉着或改变引起的，一般在出生后 5 ~ 6 年内自行消退，所以不需要治疗。

新生儿的皮肤，特别是在眼睑、前额和颈后会出现一些小红斑点。这是接近皮肤表面的微血管扩张所造成的。这种小红点传统上称为“鹳喙斑”。通常在 6 个月内可以消失，有些新生儿要延至 18 个月才消失。

另一种常见的胎痣即所谓的“杨梅状痣”，于娩出后两天出现，而于若干年内逐渐消退（通常在婴儿 3 岁时消失）。如果为这些胎痣而担心，可以请教医生以消除疑虑。

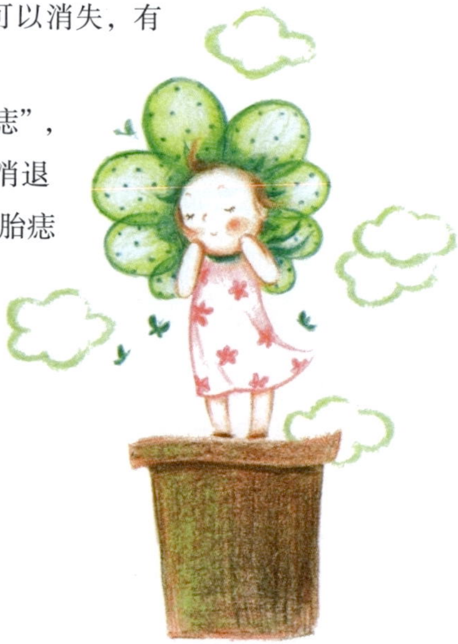

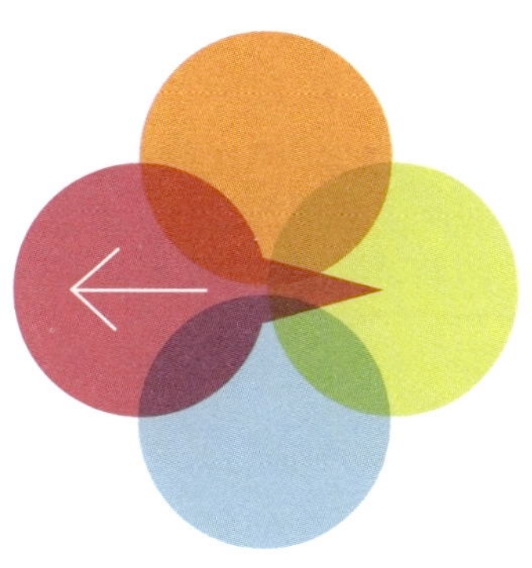

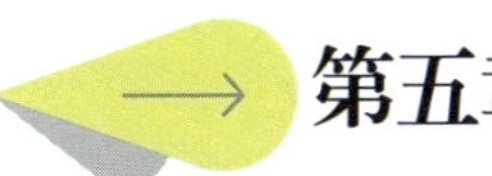

第五章

新生儿常见疾病及对策

新生儿不会说话，生病了只会哭闹，这让爸爸妈妈不知如何是好。此时，掌握一些判断疾病症状的方法非常必要。只有清楚哪些疾病会出现什么症状，爸爸妈妈才能冷静处理。

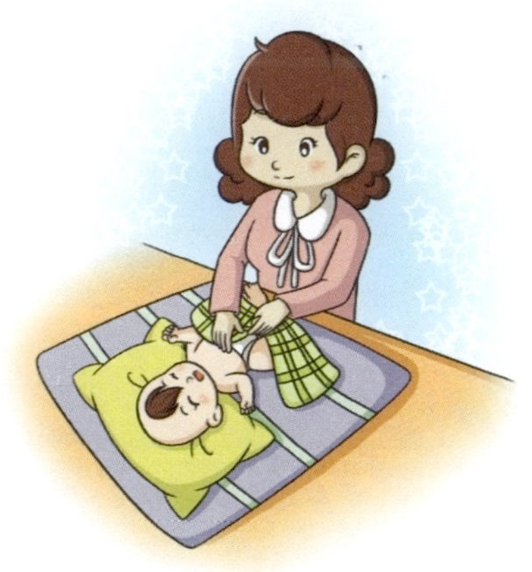

新生儿黄疸（1）

生理性黄疸莫担忧

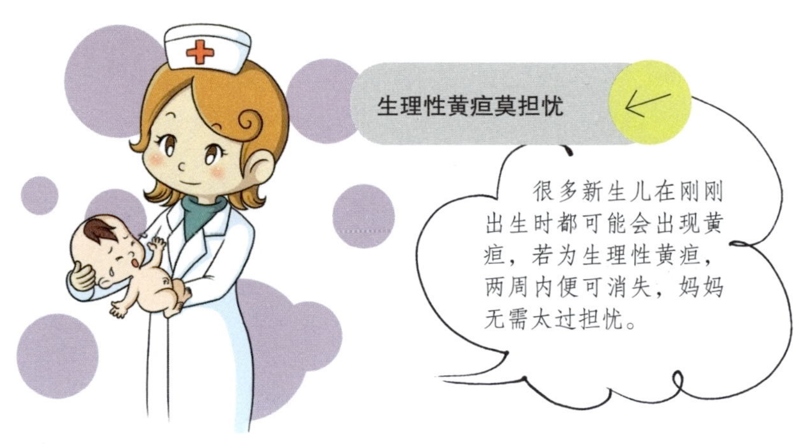

很多新生儿在刚刚出生时都可能会出现黄疸，若为生理性黄疸，两周内便可消失，妈妈无需太过担忧。

有生理性黄疸的新生儿除黄疸外无异常

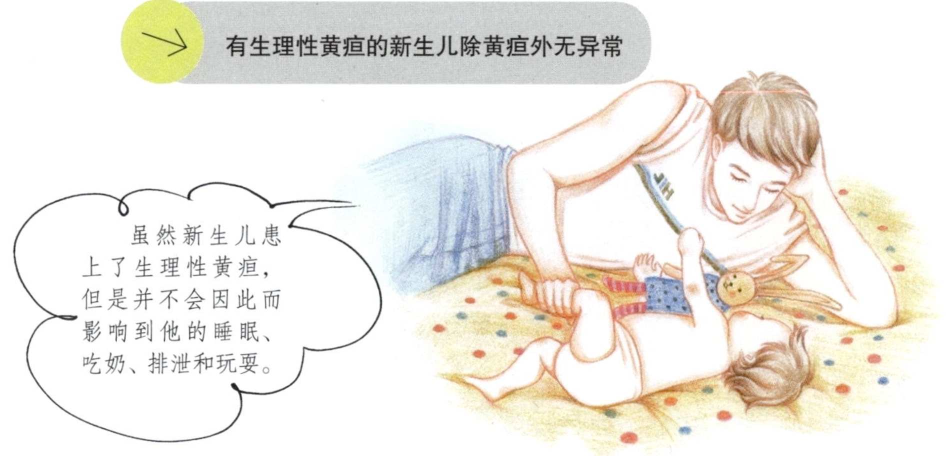

虽然新生儿患上了生理性黄疸，但是并不会因此而影响到他的睡眠、吃奶、排泄和玩耍。

新妈妈，你知道吗？

生理性黄疸是指新生儿出生后 2 ~ 3 天出现皮肤、眼球黄染，4 ~ 6 天达高峰，足月新生儿在两周内消退，早产儿在 3 ~ 4 周内消退。轻者黄疸可局限在面部、颈部和躯干，颜色呈浅黄色，重者可波及全身，除黄疸外，新生儿一般情况良好，吃奶、睡觉、大小便均正常。当血清胆红素超过 51.3 μ mol/L（3mg/dl）时，肉眼才见黄疸。血清胆红素足月儿不应超过 220.5 μ mol/L（12.9mg/dl），早产儿不应超过 256.5 μ mol/L（15mg/dl），若超过以上两项数值则诊断新生儿高胆红素血症。

新生儿为何会出现生理性黄疸

生理性黄疸是新生儿的正常生理现象，是由于血清未结合胆红素增多所致。新生儿出生后，开始自主呼吸，肺循环建立，有充分的氧气供应后，体内过多的红细胞开始破坏，血红蛋白被分解后产生大量未结合的胆红素，因新生儿的肝酶尚未成熟，未结合的胆红素不能经肝脏代谢而排出体外，在体内越积越多，从而使皮肤、黏膜等组织黄染。

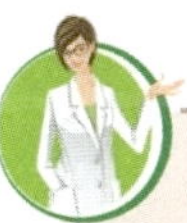

生理性黄疸有哪些症状

1. 黄疸不严重时为浅黄色，严重时颜色明显加深，但透过黄疸可看出皮肤红润。

2. 黄疸经常出现在躯干、巩膜、四肢近端，通常不会超过肘膝。

3. 新生儿通常并发症不严重，不会造成贫血，肝功能变弱，也不会出现核黄疸。

新生儿黄疸（2）

母乳性黄疸
若是新生儿为母乳性黄疸，可以停喂母乳2～3天试试看，黄疸可能会减轻些，过了这几天再喂母乳也没关系了。
黄疸长期不退要就医
新生儿出现黄疸后，若长时间不消失，且病症变重，妈妈就应该带其到医院就医，以免耽误疾病治疗。

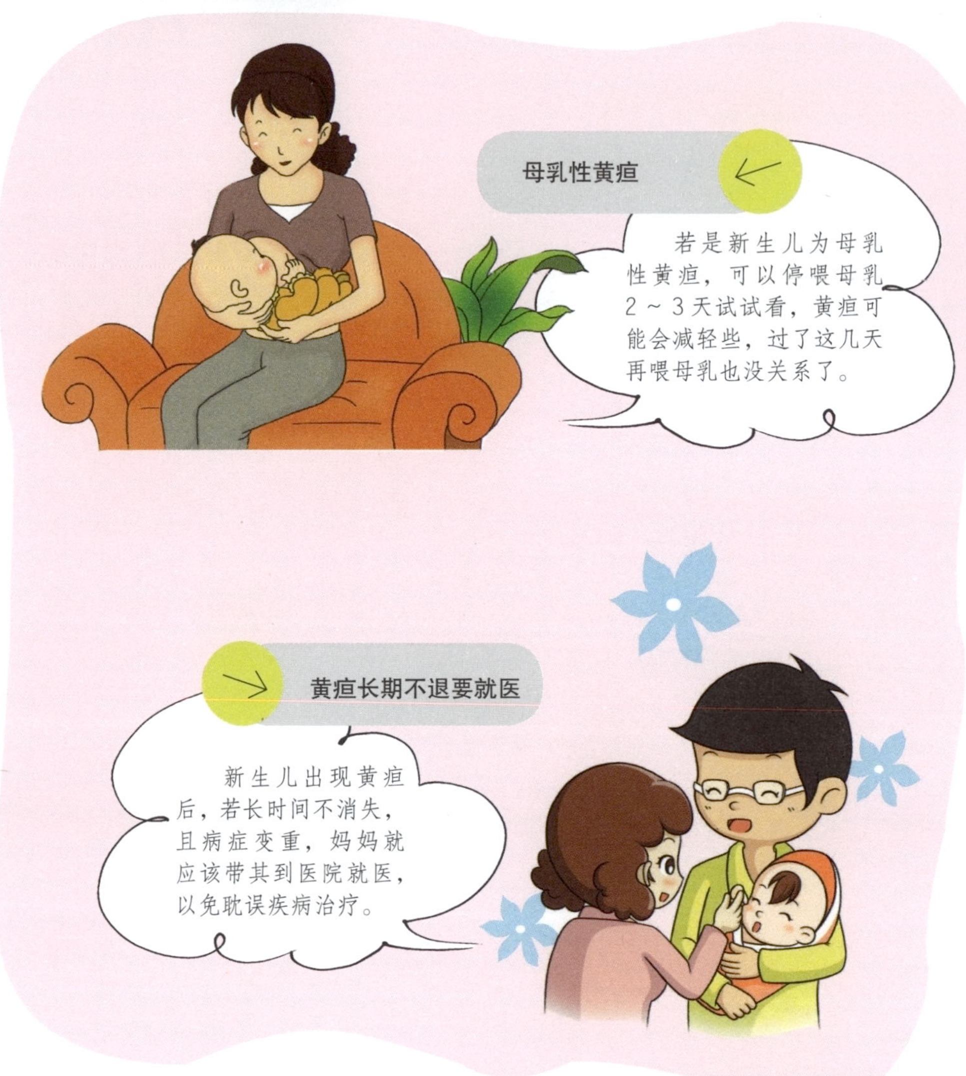

新妈妈，你知道吗？

母乳性黄疸也称为“缺乏”母乳的黄疸。一般发生在新生儿出生后3～4天，持续时间长，可达1～2个月，多发生在初产妇的新生儿。

通常情况下，母乳性黄疸的最高值超过了生理性黄疸。而且大多出现的时间比较晚，一般在生理性黄疸之后才发生，也就是在新生儿出生后7～14天出现。

怎样养护有母乳喂养性黄疸的新生儿

1. 妈妈可以带新生儿去儿科检查一下微量胆红素，如果数值高还需要住院治疗。

2. 要仔细观察新生儿是否确实有效地吸吮到乳汁。

3. 注意大便形状；对胎便排除延迟的新生儿可进行灌肠处理。

4. 限制辅助液体的添加，使婴儿充足地摄取乳汁。

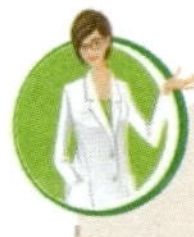

分清是哪种黄疸

一般来说，生理性黄疸在出生后一星期或10天左右便能消退。

吃母乳的新生儿有时在生后近一个月内也有黄疸，这是母乳性黄疸。为了识别是否是新生儿肝炎引起的黄疸，应接受医生诊断。

如黄疸长期不退，并越来越重，有可能是患了先天性胆道闭锁症。由于胆汁色素都跑到尿里，尿变得很黄，大便呈白黏土色或白色。出现这种情况时要及早就医。

新生儿腹泻

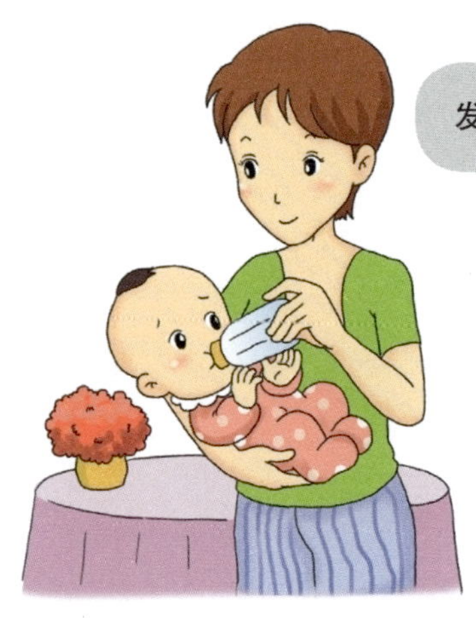

发生腹泻时不要吃配方奶

若是新生儿的腹泻情况有些严重，妈妈就不要再给其喂配方奶了，但是要注意，在 24 小时后要给新生儿恢复喂奶。

腹泻时伴有发热要就医

腹泻很常见，但若是新生儿在腹泻的同时，还高热不退，妈妈爸爸最好马上带其就医。

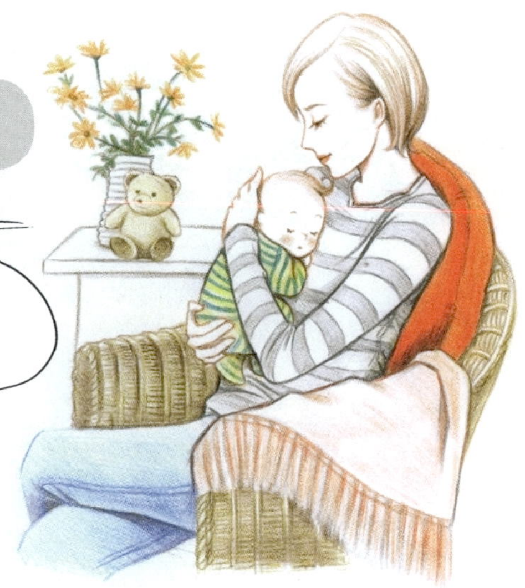

新妈妈，你知道吗？

引起腹泻的原因有很多，比如，细菌、肠道寄生虫、饮食变化、抗生素反应、牛奶过敏或病毒。新生儿出现腹泻的最常见原因是轮状病毒，此病多发作于冬季，特点是新生儿的大便恶臭。母乳喂养的新生儿腹泻时每天会排便 12 次以上。腹泻一般还会伴有感冒、嗓子疼、胃肠道感染的症状，若是新生儿在腹泻时，还出现了呕吐现象，就容易出现脱水，应将其送到医院诊治。

新生儿腹泻的症状是什么

新生儿的大便次数频繁，大便呈现黄色、浅褐色或者绿色水样。

怎样喂养腹泻的新生儿

1.轻度腹泻的新生儿：即一天排出水样便6～8次，可以继续保持原有的正常饮食。

2.微重腹泻的新生儿：可以停止喂食配方奶，以24小时内为佳。但是停止喂食的过程中，要不断地给新生儿补充少量的母乳或其他电解质口服液等干净的液体，以减轻肠胃饥饿的感觉，并防止新生儿脱水。

爸爸妈妈不要轻视新生儿腹泻

腹泻虽然不是太严重的疾病，但是当新生儿出现以下症状时，应尽快带新生儿去医院就诊：

1. 一两个小时就大便一次的情况持续超过12个小时。

2已经高热至39℃或者以上超过1天。

3. 排出的大便带血。

4. 呈现脱水的症状。

5. 表现出哪个部位很疼的样子。

6. 轻度腹泻超过两周。

7. 拒绝吃奶。

新生儿鹅口疮

新生儿无故哭泣，小心为鹅口疮

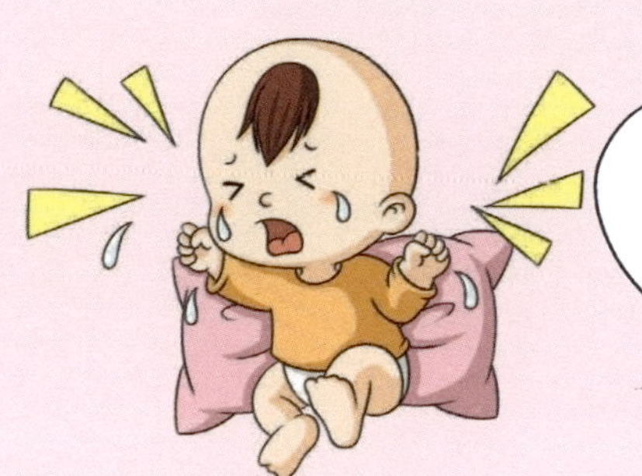

刚刚出现鹅口疮的新生儿，通常看不出异常，有些新生儿会厌食、啼哭，所以，在新生儿啼哭不止时，妈妈应考虑一下，新生儿是否出现了鹅口疮。

不要强行剥离白色斑片

新生儿出现鹅口疮后，口腔黏膜上可能出现白色斑块，这些斑块和口腔黏膜几乎连在一起，很难剥离，若强行剥离，新生儿的口腔黏膜肯定会受损，使病情加重。

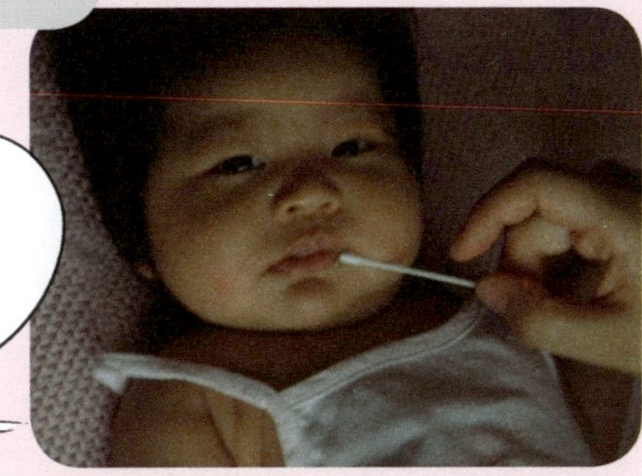

新妈妈，你知道吗？

鹅口疮也称为“雪口病”，是一种口腔黏膜霉菌病，主要由白色念珠菌感染造成。此病多见于新生儿，以及营养不良、使用了广谱抗生素或激素的新生儿。新生儿多由产道感染，或者因哺乳时乳头不洁及喂养器具受污染而感染。

鹅口疮的症状是什么

鹅口疮可以发生在口腔的任何部位，主要是舌、颊、软腭、口底等。刚开始发病时，口腔黏膜出现充血和发红，新生儿会感觉到口内灼热、干燥、刺激。过1～2天，黏膜上会出现白色斑点，并出现不易拭去的乳凝块物质，呈半黏附性，略微高起，然后逐渐融合成片，甚至铺满整个口腔黏膜。然后，白色斑块的色泽转为微黄，之后还会变成黄褐色。白色斑片与黏膜粘连，不易剥离，如果强行剥离会出现创面，局部黏膜潮红、粗糙，有时候出现出血点，创面不久又会被新生的斑片覆盖。

鹅口疮早期一般不会影响新生儿吃奶，新生儿也没有什么全身症状。

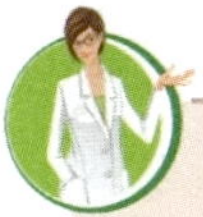

怎样预防鹅口疮

如果新生儿是母乳喂养，在每次喂奶前后，妈妈均应洗手、洗乳头。

如果新生儿是人工喂养，应该对新生儿用过的奶嘴、奶瓶进行消毒。用4%的苏打溶液浸泡这些用具，进行消毒半小时，然后清洗，煮沸消毒。

新生儿肺炎

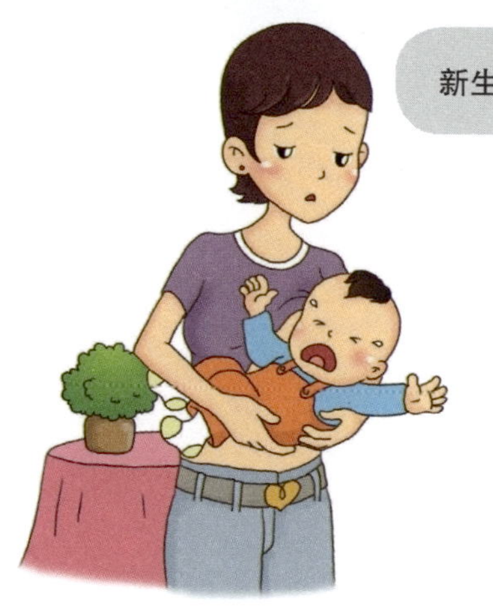

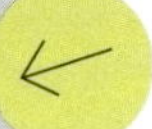

新生儿肺炎，全身出现症状

新生儿出现肺炎后，身体会出现各种明显的症状，比如，呕吐、呛奶、吃奶减少，甚至还会哭闹拒绝吃奶。妈妈在平时一定要多观察新生儿，出现以上情况要及时就医。

室内空气要清新

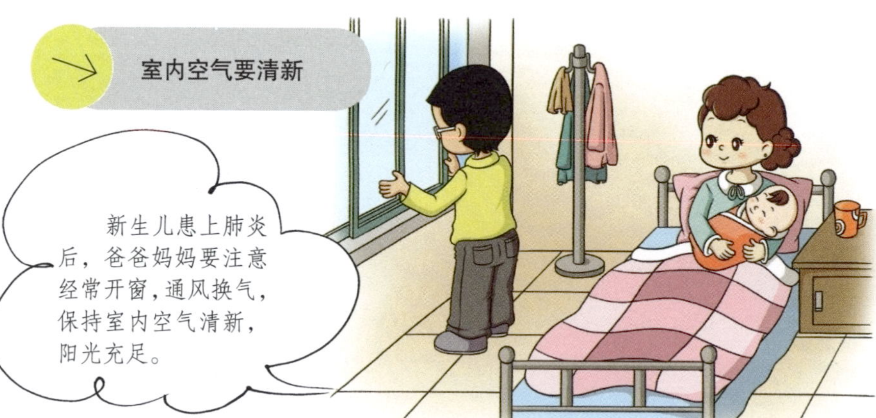

新生儿患上肺炎后，爸爸妈妈要注意经常开窗，通风换气，保持室内空气清新，阳光充足。

新妈妈，你知道吗？

新生儿肺炎是新生儿期的一种常见疾病，以全身症状为主，因新生儿咳嗽反射尚未完全，所以咳嗽多不明显，体温可正常、升高或偏低，伴有反应差、不哭、吃奶减少、拒乳、呻吟、呕吐、呛奶、吐沫、呼吸浅促等症状，还有呼吸不规则甚至呼吸暂停（早产儿多见），且肺部呼吸音粗或减低，可以听不到干湿啰音。

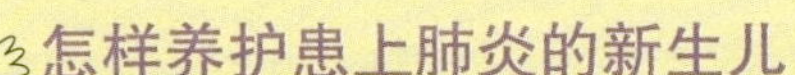

怎样养护患上肺炎的新生儿

1. 保持室内空气清新，阳光充足，每日通风，避免对流风，室温保持在 26℃左右，湿度保持在 50% ~ 60% 为宜。

2. 保持呼吸道通畅。吸痰前轻拍患儿背部，促使痰液排出。

3. 喂奶以少量多次为宜，多给宝宝喂水。

4. 观测患儿体温、呼吸、脉搏等，这些可以在医生的帮助下来完成。但还要密切关注宝宝的精神状态是否有异样。

怎样预防新生儿肺炎

1. 准妈妈在孕期和产前一定要定期检查，若准妈妈患过感染性疾病或胎儿发生过宫内窘迫，要警惕新生儿患肺炎的可能。

2. 新生儿居住的房间应清洁、干净、通风和日照良好。

3. 妈妈患感冒或服药时应暂停哺乳。

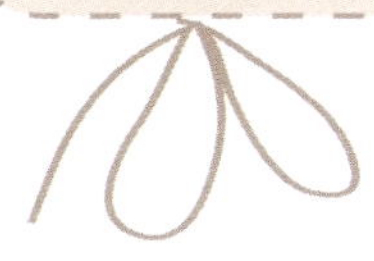

新生儿奶癣

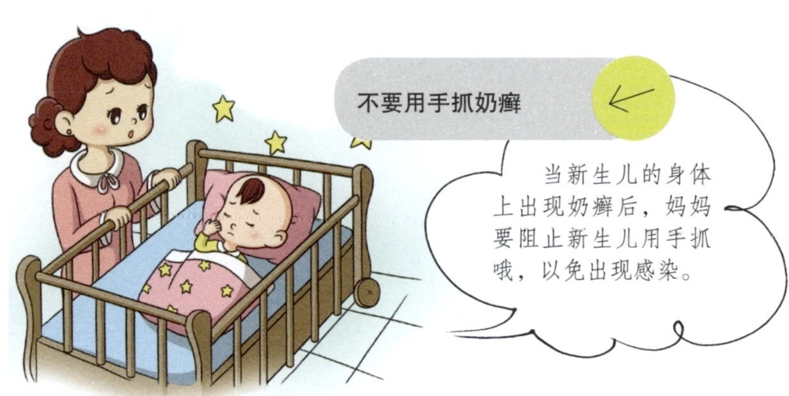

不要用手抓奶癣

当新生儿的身体上出现奶癣后，妈妈要阻止新生儿用手抓哦，以免出现感染。

勤给新生儿换尿布

出现奶癣后，新生儿的局部身体可能出现红肿、糜烂，所以妈妈要注意保持新生儿的身体干燥，增加给新生儿换尿布的频率。

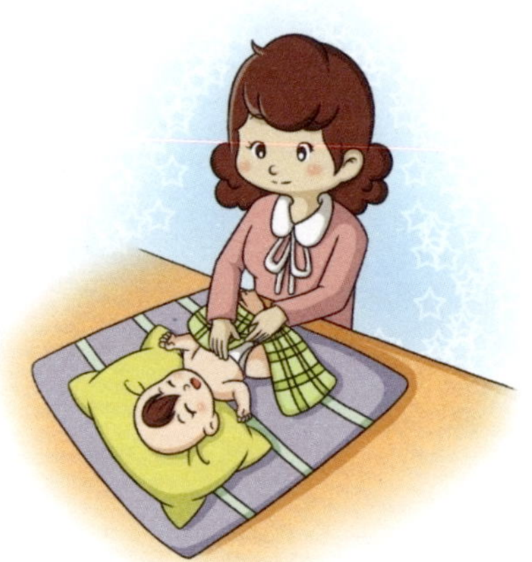

新妈妈，你知道吗？

奶癣又名婴儿湿疹，是一种常见的新生儿和婴儿过敏性皮肤病，多见于有过敏体质和喂牛奶的孩子。奶癣对称地分布在新生儿的脸、眉毛之间和耳后，表现为很小的斑点状红疹，散布或密集在一起，有的还流黄水，干燥时则结成黄色痂。

出现奶癣怎么办

新生儿患湿疹后，患处只能用消毒棉蘸些消毒过的石蜡油、花生油等油类浸润和清洗，不可用肥皂或用水清洗。局部黄水去净、痂皮浸软后，用消毒软毛巾或纱布轻轻揩拭并除去痂屑，再涂上少许蛋黄油或橄榄油。另外，过敏严重的可在医生的指导下用药。

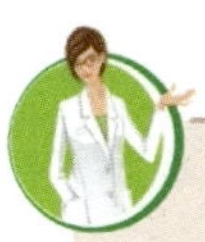

出现奶癣应怎样养护

1. 母乳喂养时，避免哺喂过量以保持宝宝的正常消化。妈妈忌食辛辣刺激性食物及虾、海鲜等。如疑牛奶过敏，可将牛奶煮沸，再喂给宝宝。

2. 湿疹局部红肿、糜烂、渗出明显时，可用 1% ~ 4% 的硼酸溶液湿敷，外涂雷锌膏，每天 2 次。也可在医生的指导下口服药物。

3. 新生儿宜穿宽松、吸湿、柔软的布料衣服，并要给新生儿勤换尿布、尿裤。注意保持患处干燥清洁。睡觉时不宜盖得过多。

4. 洗澡时水温要适宜，过高会加重病情，过低易引起感冒。

新生儿惊厥

创造安静的睡眠环境
妈妈应该给新生儿创造一个安静的环境，不要让新生儿受到强光、噪音等不良刺激。
控制新生儿的体温
当新生儿的体温过高时，为了控制体温，可以用温水擦拭，或用冰袋敷额头、后颈、腋下和大腿根这些部位。

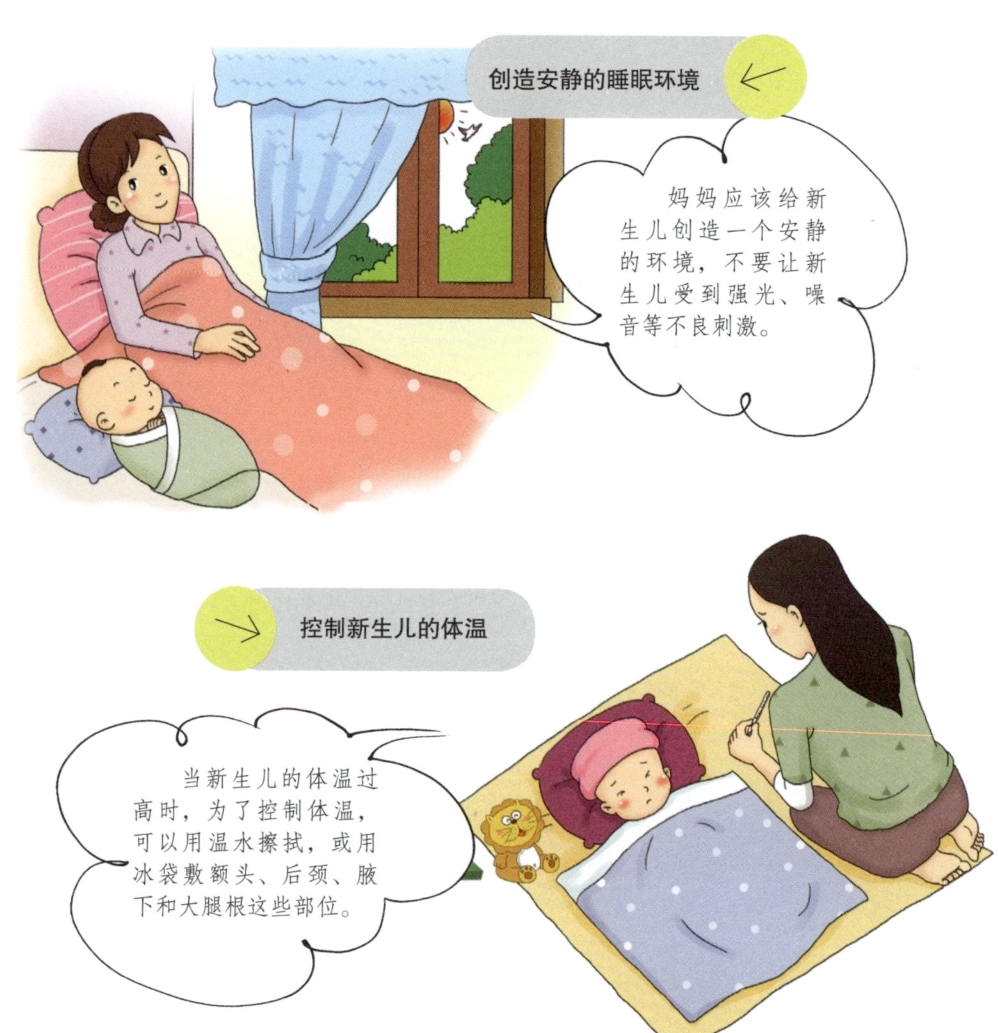

新妈妈，你知道吗？

惊厥的临床表现为突然发作，全身或局部肌肉强直、痉挛或阵发性抽搐。强直就是肌肉发硬、全身挺直，有时头向后仰，严重的全身可向后弯成一条弓状，医学上称为角弓反张。痉挛就是肌肉一下一下地抽动，可表现为手脚的抽动，也可是面部的抽动。患儿发作时意识丧失、双眼向上翻、口吐白沫、呼之不应、大小便失禁，有时可将舌头咬伤，抽后多入睡。一般持续时间不长，少则几秒钟，多则数分钟。

新生儿为什么会出现惊厥

新生儿出现惊厥，主要是因为其大脑发育不够成熟，神经组织发育不健全，遇有刺激，脑组织广泛发生反应。

出现惊厥应怎样护理

保持呼吸道通畅，将患儿平放床上，头偏向一侧，及时清除口腔痰涎。用手掐患儿的人中及合谷穴止痉。人中穴位于人中沟上 1/3 与中 1/3 交界处。合谷穴即虎口，把一只手的拇指指骨横放搭在另一只手的指蹼缘上，拇指尖下即是合谷穴。

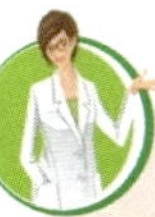

怎样预防新生儿惊厥

1. 若体温≥ 38.5℃，要用药物降温。如果用药后体温下降不明显，可用冷水湿毛巾较大面积地敷额头部，5 ~ 10 分钟后更换。

2. 保持环境安静，避免强光、噪音等刺激。

3. 爸爸妈妈在采取紧急措施的同时，还要争取时间尽快把新生儿送往医院。在就医途中不要严密包裹患儿，那样不易观察病情，也易发生窒息。

新生儿脐炎

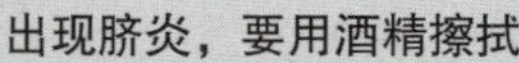

新生儿刚刚出现脐炎时，妈妈要注意用75%的酒精擦拭，但在此之前，应先用2%的碘酒进行消毒。

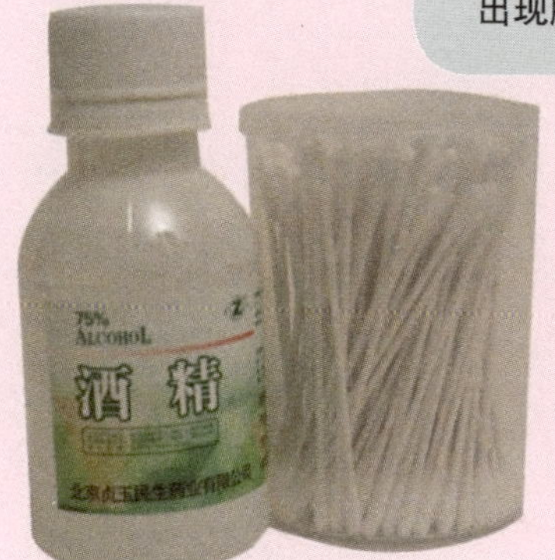

新生儿的衣物要柔软

预防新生儿脐炎，妈妈最好不要给新生儿穿较硬的衣物，衣物应以柔软、舒适为宜。在给新生儿换衣物时，妈妈要记得清洗双手哦！

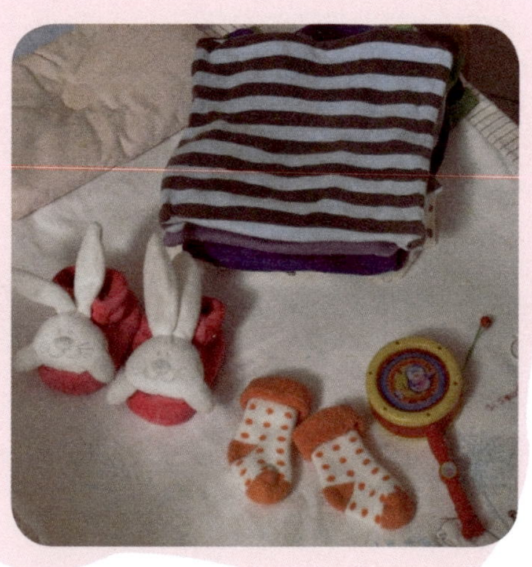

新妈妈，你知道吗？

新生儿脐炎是一种急性蜂窝组织炎。正常情况下新生儿娩出后，接生人员经消毒断脐后，处理好断头处，再用消毒方纱包扎，脐带残端无血流通过，开始闭合变硬，3 ~ 10 天后干瘪、脱落。若脐带残端消毒不严格，则可引起细菌感染，表现为脐部周围红肿，分泌物增多，并有臭味，可深及皮下组织形成脓肿，随病情进展进一步引起腹膜炎、肝脓肿和脓毒败血症等严重感染性疾病。

新生儿脐炎应怎样护养

1. 轻者可将脐窝内脓性分泌物擦净，先用 2% 的碘酒局部消毒，再用 75% 的酒精脱碘，然后敷上干净纱布即可；重者局部感染严重，伴有发热、拒奶、精神弱等感染中毒症状的，应及时应用抗生素治疗，有脓肿形成则应切开引流。

2. 当形成慢性肉芽肿时，可用 1% 的硝酸银棒烧灼，然后敷上抗生素软膏。

3. 每天多做脐部护理，清除脓性分泌物、保持局部清洁干燥，防止大小便污染。

怎样预防新生儿脐炎

1. 断脐时要严格执行无菌操作。

2. 接触新生儿前后要洗手，新生儿衣物要保持柔软、清洁、舒适。

3. 脐部保持干燥，及时更换尿湿的尿布或纸尿裤。

4. 每天用 75% 的酒精擦拭脐部。

新生儿结膜炎

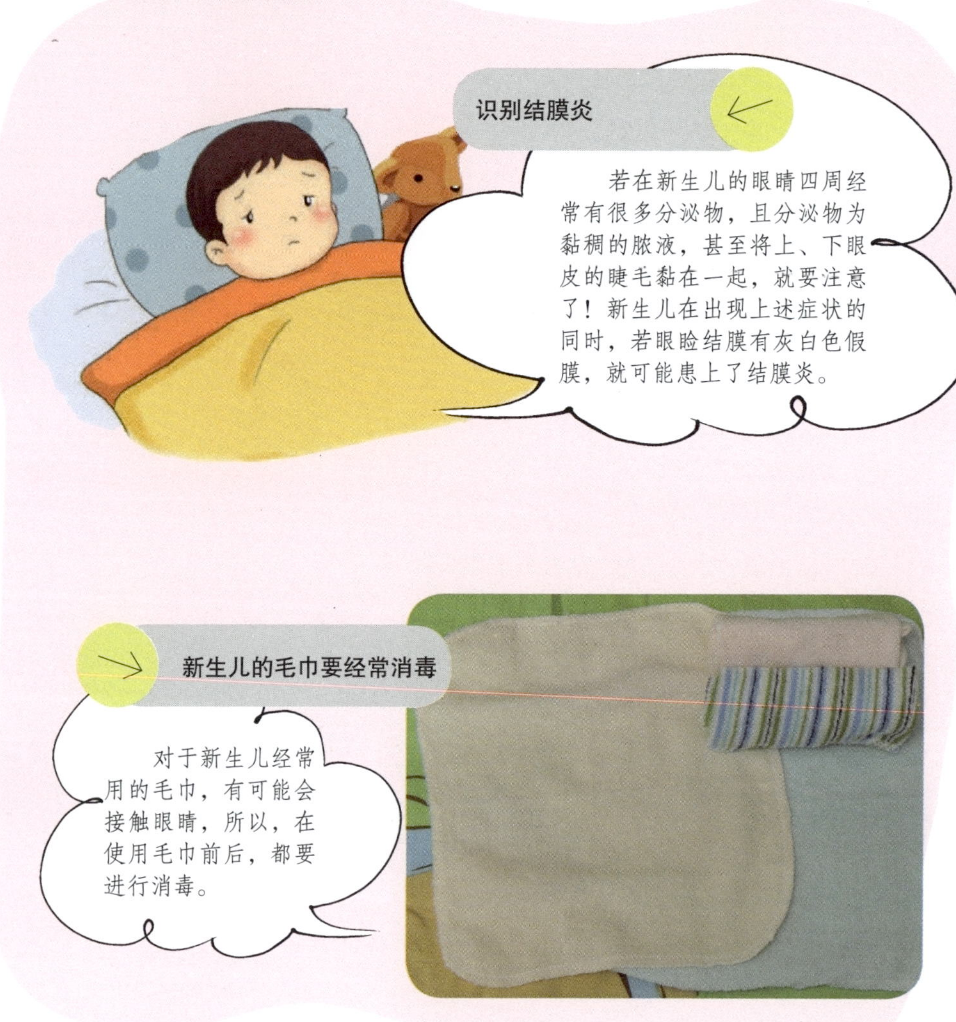

识别结膜炎

若在新生儿的眼睛四周经常有很多分泌物，且分泌物为黏稠的脓液，甚至将上、下眼皮的睫毛黏在一起，就要注意了！新生儿在出现上述症状的同时，若眼睑结膜有灰白色假膜，就可能患上了结膜炎。

新生儿的毛巾要经常消毒

对于新生儿经常用的毛巾，有可能会接触眼睛，所以，在使用毛巾前后，都要进行消毒。

新妈妈，你知道吗？

眼结膜是覆盖在白眼球和眼睑内层上的一层薄而透明的膜，这个膜如果发生了炎症就叫做结膜炎。

新生儿的结膜炎主要由母体生殖系统的细菌感染引发，一般是经由细菌或病毒的直接或间接接触而传染。所以，一定注意新生儿要使用自己专用的毛巾、手帕等，一定不能与大人的共用。

新生儿结膜炎的症状

新生儿患上结膜炎以后，眼睛的白眼球和眼睑内层会充血发红，且眼睛的分泌物（眼屎）较多，可能会造成视线模糊不清。分泌物开始为浆液状，以后逐渐变为黏液状，常常会在新生儿的眼角和睫毛上发现黄色的黏稠脓液。特别是早晨起床的时候，甚至会有干痂把上、下眼皮的睫毛黏在一起，使新生儿睁不开眼。有时在眼睑结膜表面会形成灰白色假膜，有时可出现球结膜下片状或点状出血。

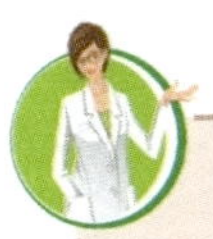

怎样处理新生儿结膜炎

1. 新生儿出现结膜炎，一经发现，应马上带新生儿去医院治疗。按照医生要求，定时给新生儿洗眼上药，用蘸有温开水的棉花棒轻轻擦去新生儿眼睫毛和眼角上的黏稠脓液。

2. 在接触新生儿的病眼前后，都要洗干净双手，不要和新生儿共用一条手帕或毛巾等，避免交叉感染；新生儿使用过的手帕、毛巾等，要煮沸 15 分钟以上进行消毒，避免重复感染。

3. 要保持新生儿的小手清洁，以免用手揉眼睛而导致细菌感染。

新生儿尿布疹

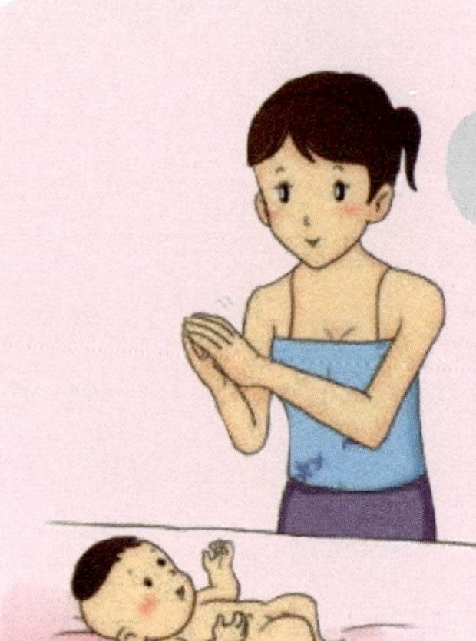

涂抹凡士林可缓解尿布疹

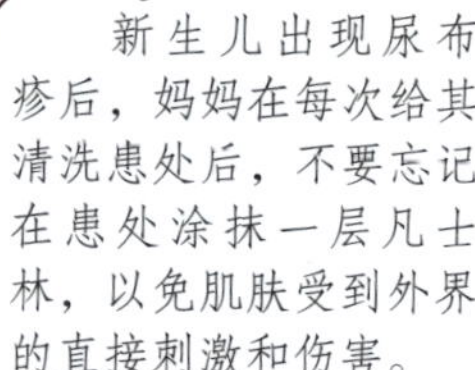

新生儿出现尿布疹后，妈妈在每次给其清洗患处后，不要忘记在患处涂抹一层凡士林，以免肌肤受到外界的直接刺激和伤害。

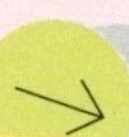

患尿布疹要选择透气纸尿裤

新生儿患上尿布疹后，妈妈要注意让新生儿被纸尿裤包裹的地方保持干燥，最好挑选那种透气性较强的纸尿裤。

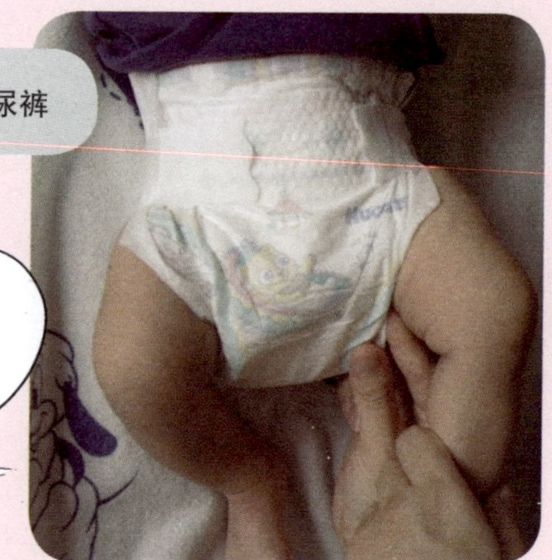

新妈妈，你知道吗？

尿布疹是由于长时间使用潮湿或者受到污染的尿布，而造成婴儿皮肤发炎出疹的一种皮肤感染。

尿布疹会有哪些症状

新生儿被尿布覆盖的区域皮肤发红，主要出现在外生殖器周围、臀部及大腿，并伴有疼痛。局部皮肤发亮发紫，伴随有很强烈的刺鼻氨味。

怎样应对新生儿尿布疹？

1. 去除尿布，让新生儿小屁股暴露在温暖干燥的环境下。

2. 用温水清洗婴儿的下身，充分擦干后，在患部涂抹凡士林、尿布疹药膏或隔离软膏等，以保护皮肤。

3. 擦洗时用力不要过度，以免造成皮肤破损。

4. 患上尿布疹后，尽量让患处多接触空气。

怎样预防尿布疹

1. 要选择吸收力强、透气性能好的尿布，尽可能使被尿布包裹的皮肤保持干燥，并及时更换尿布。

2. 为新生儿更换尿布前，应用清水和肥皂洗手，避免手中的细菌污染尿布或将细菌带给新生儿。

3. 在尿布与新生儿皮肤之间使用隔尿垫，这样尿液可渗入尿布，新生儿的皮肤可保持干燥。

4. 给新生儿更换尿布前，以及在新生儿排便后，要用温水清洗新生儿臀部，并用棉质纱布擦拭干净，吸干水分，保持皮肤干爽，还可以涂些婴儿润肤露以滋润肌肤。

新生儿败血症

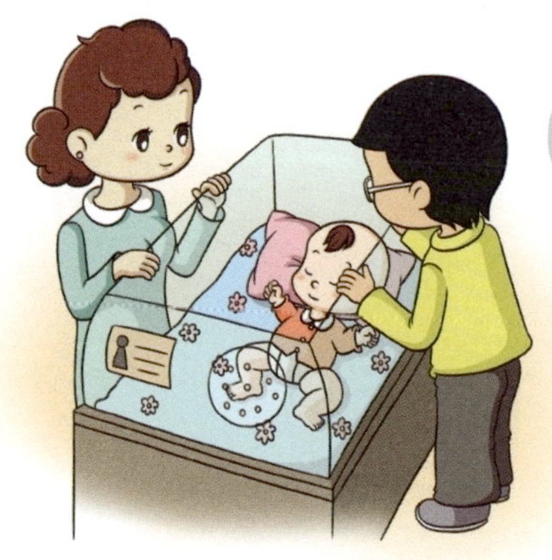

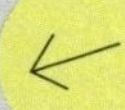

体温不升的早产儿应放入暖箱

患上败血症的早产儿，若体温长时间不升高，应将其放入暖箱中进行保暖。

辨别新生儿败血症

若妈妈发现新生儿不吃奶、体温不升或升高、烦躁不安，且出现黄疸、腹胀、皮肤发花等症状时，就要多留心观察宝宝的状况了，以免引发其他严重疾病。

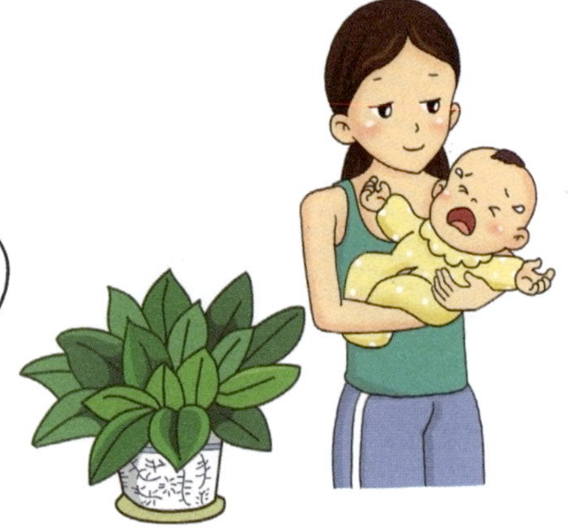

新妈妈，你知道吗？

新生儿败血症是指新生儿期致病菌进入血液循环系统，生长繁殖并产生毒素所造成的全身感染性疾病，有时在体内产生迁移病灶，发病率占活产新生儿的1% ~ 10%，早产的新生儿发病率更高。

新生儿败血症的症状是什么

其早期症状多不典型，如精神弱、烦躁不安、拒奶、发热等，早产儿可有体温不升、拒奶、不哭、面色苍白、体重不增等表现。继之出现口周发青、呼吸增快、腹胀、黄疸、肝脾肿大、皮肤发花、出现瘀点、瘀斑等感染中毒表现。

怎样养护有败血症的新生儿

1. 保持皮肤清洁。皮肤脓疱可先用无菌针头挑破，再用 75% 的酒精擦拭。

2. 体温不升者可入暖箱中保暖，重症患儿可放在开放暖台上保暖；应给予发热者以物理方法降温，即用 32℃ ~ 36℃的温水擦治。

3. 及时清除呼吸道分泌物，保持呼吸道通畅。

4. 监测各项生命体征，如精神状态、体温、呼吸、脉搏等。

怎样预防新生儿败血症

1. 患妇科炎症的女性分娩前应尽早治疗，以免传染给新生儿。

2. 新生儿的房间应整洁卫生，通风良好，日照充足，周围环境安静。

3. 接触新生儿之前注意洗手，传染病患者一定不要接触新生儿。

4. 新生儿的各种物品，如奶瓶、奶嘴、尿布、被单等要注意消毒，选用婴儿专用护肤品。

新生儿缺氧缺血性脑病

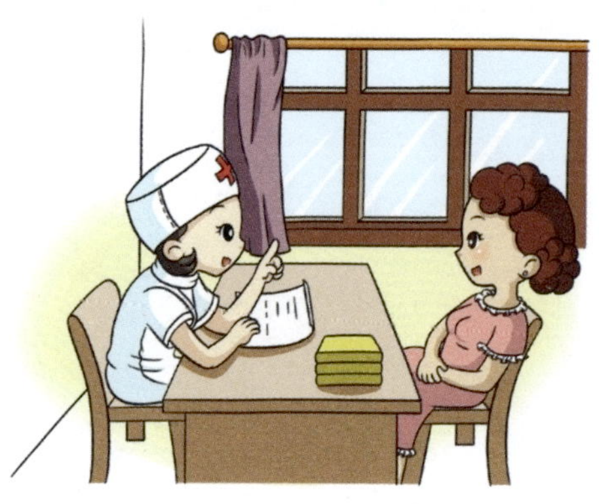

听从医嘱

新生儿患上了缺血性脑病，妈妈一定要听从医嘱，养护好新生儿。在平时，注意保持新生儿病室的安静，不要时常打扰新生儿。

缺氧缺血性脑病可早发现

在怀孕时，准妈妈应留意胎动次数，若是在1小时内，胎动次数还不足3次，说明胎儿可能出现了缺氧现象，应尽早去医院诊治，避免胎儿出生后患上缺氧缺血性脑病。

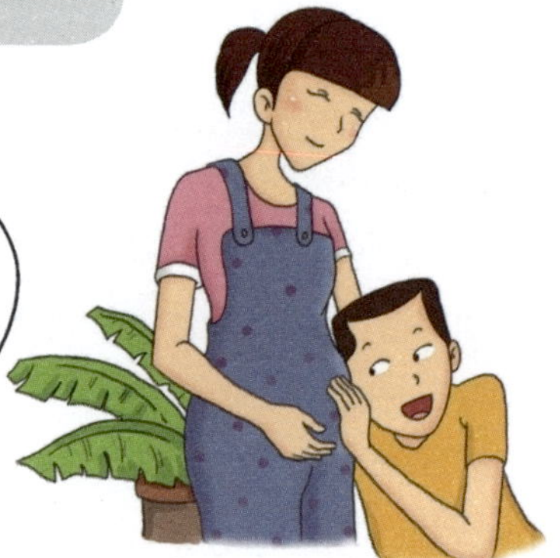

新妈妈，你知道吗？

新生儿缺氧缺血性脑病是新生儿窒息的严重并发症，临床分为轻、中、重三度：

轻度：一般在24小时内症状最明显，如兴奋、易激惹、对刺激反应过强、肢体震颤、肌张力正常或稍高、新生儿反射稍活跃，呼吸规则等，一般无惊厥，预后良好。

中度：嗜睡、反应差、肌张力降低、新生儿反射减弱、呼吸不规则，常伴有惊厥，症状在一周内消失，存活者可能有后遗症。

重度：神志不清、肌张力低下、新生儿反射消失、反复发生惊厥、呼吸不规则、瞳孔不对称、对光反射消失等，多在3周内死亡，存活者会有严重的后遗症。

怎样护养有缺氧缺血性脑病的新生儿

1. 新生儿的病室要保持安静，减少干扰，抬高头位。

2. 监测各项生命体征，如体温、呼吸、脉搏等。

3. 病初患儿食欲一般不好，适当减少奶量，待好转后再增加奶量。

4. 当脑病合并颅内出血时，应避免不必要的搬动。

5. 0 ~ 2岁的宝宝大脑处于快速发育的灵敏期，可塑性极强，及早进行感知刺激和动作训练可减轻后遗症。

怎样预防新生儿患缺氧缺血性脑病

1. 准妈妈应加强孕期保健，定期进行产前检查，以便及早发现，及早处理。如有宫内窘迫，要积极采取措施，做好一切复苏准备。

2. 准妈妈要学会自我监护，如测数胎动，若12小时内，胎动少于20次，或1小时内胎动少于3次，表明胎儿有缺氧的可能；胎动频率减少或停止，表明胎儿在子宫内处于慢性胎儿窘迫的状态。出现上述情况，应及时到医院就诊。

新生儿出血症

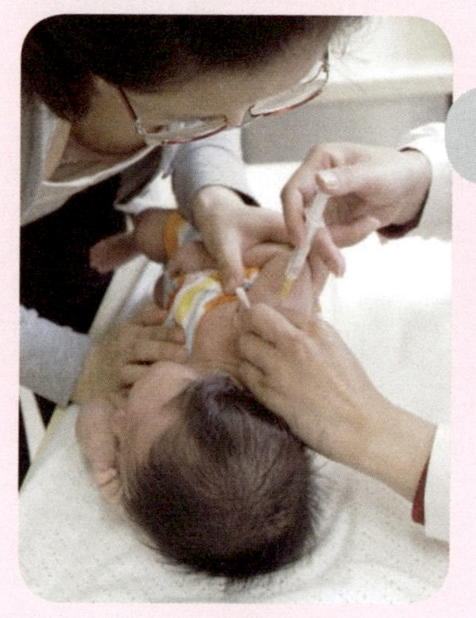

新生儿脐部出血需注射维生素K

对于脐部出血的新生儿，轻者可用药物止血。稍重一些就需要肌内注射维生素K，每次15毫克。

预防新生儿出现出血症，准妈妈在哺乳期间就应该多吃一些富含维生素K的食物，比如，卷心菜、菠菜等。

多吃富含维生素K的食物

新妈妈，你知道吗？

新生儿出血症是由于维生素 K 依赖因子显著缺乏引起的一种自限性出血性疾病，按发病时间可分为三种，即早发型、经典型和晚发型。

1. 早发型于出生后 24 小时内发生出血，轻重不一，有的仅脐部有少量渗血，重者会出现胃肠道出血甚至颅内出血。

2. 经典型多在生后 2 ~ 6 天发病，早产儿可晚至 2 周。表现脐部残端渗血、皮肤出血、胃肠道出血或针刺处渗血，颅内出血多见于早产儿。

3. 晚发型常在出生后一个月发病，患儿发育良好，突然起病，以颅内出血多见。凝血时间延长是确诊的主要方法。

怎样预防新生儿出现出血症

1. 新生儿出生时常规肌注维生素 $K_1$1mg，预防用药。

2. 哺乳的女性应多吃富含维生素 K 的食物，如猪肝、菠菜、卷心菜等。

3. 若女性需长期服抗癫痫药如苯妥英钠，妊娠后期应肌注维生素 $K_1$10mg，临产时再重复 1 次。

4. 有腹泻或肝胆疾病的患儿要注意补充维生素 K_1。

怎样护养有出血症的新生儿

1. 脐部出血，局部可用云南白药或凝血酶止血。维生素 K15 毫克 / 次，肌内注射或静脉点滴，连用 3 天。

2. 有消化道出血表现者，应短暂禁食，待出血控制后及早喂奶。贫血明显者，可输新鲜全血。

3. 病室保持安静，接触新生儿之前注意手部消毒以避免交叉感染。

认识新生儿的这些疾病

1. 隐睾：大多数足月男婴出生时睾丸已经下降到阴囊中了，如果还没有降到阴囊中，妈妈注意观察几天，如果较长一段时间还没有降下来，就要及时带新生儿去医院。

2. 头皮血肿：有些新生儿出生时，头顶偏左或偏右有个肿包，按压时宝宝也不哭（看来不疼），这一般是头皮血肿，是由于出生时产道挤压，使颅骨重叠，血管破裂所致，不用担心，以后慢慢会消失的。

3. 新生儿斜颈：当发现宝宝平躺时总将头倾向同一侧，坐姿时头也固定转向一边，并且宝宝头颈部转动有困难时，应该考虑宝宝是否有斜颈症。

4. 预防佝偻病：维生素 D 缺乏性佝偻病是儿科常见的疾病之一，它是由维生素 D 引起的全身钙、磷代谢不平衡和骨骼的改变。佝偻病虽然不直接危及宝宝生命，但导致机体抵抗力降低，一旦发生骨骼改变，长成鸡胸、X 形腿或 O 形腿，会给宝宝的身心带来痛苦。

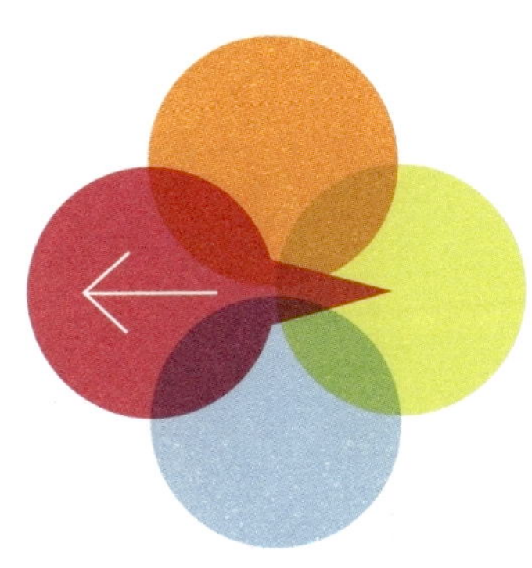

第六章

新生儿给妈妈出的“难题”

越哄越哭、一吃就拉、吃吃睡睡……新生儿的诸多“坏习惯”让爸爸妈妈感到无奈，其实新生儿有这些“坏习惯”是有原因的，爸爸妈妈应该找到原因所在，尽快解决问题。

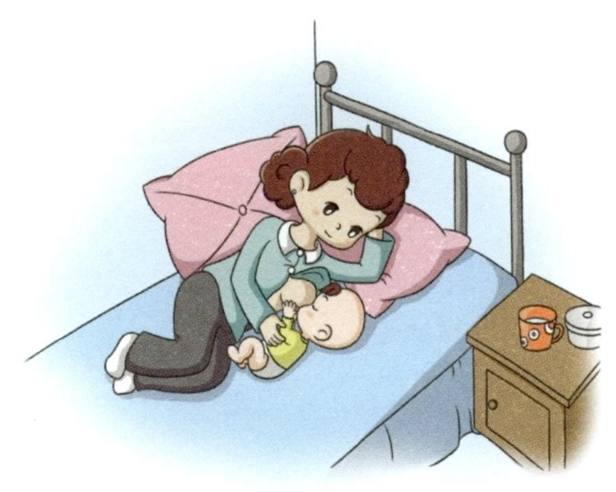

越哄越哭

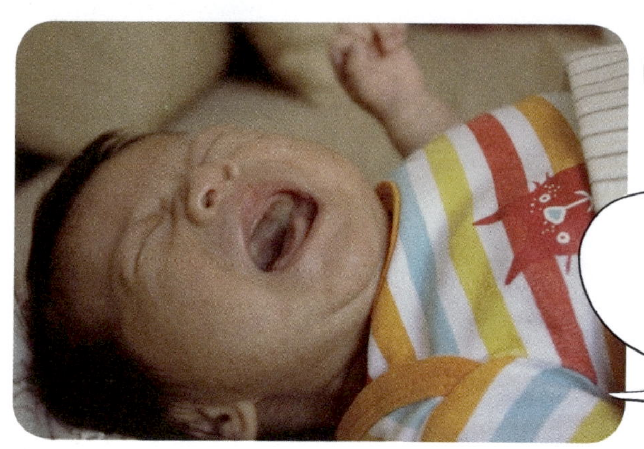

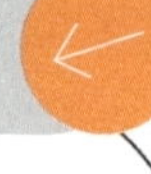

新生儿哭泣原因多

有时候新生儿哭泣，完全是想运动一下，此时不要打扰他哦！但当新生儿患上了疾病，其哭泣就是一种信号。对此，妈妈应观察其症状，及时就医。

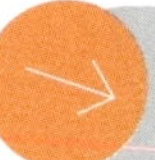

蕴热型的哭闹不止

当新生儿哭闹不止，且哭声有力，手、脚心有热感，小便短赤时，妈妈应该知道，新生儿的这种情况可能是蕴热导致的。

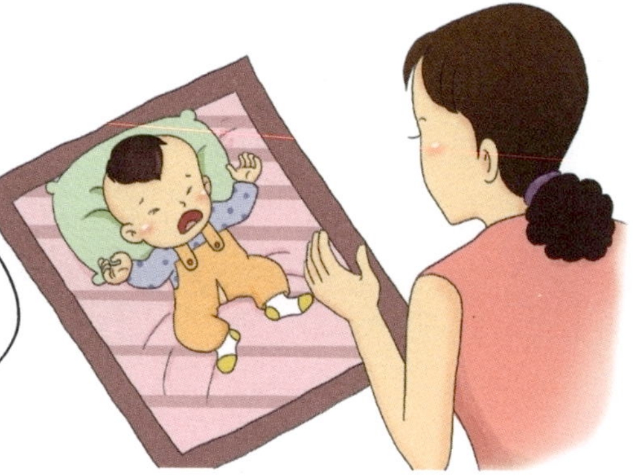

新妈妈，你知道吗？

如果新生儿发育正常，吃喝拉撒睡样样也好，但有时会出现越哄越哭的现象，这种哭多半是新生儿做了梦，或是想通过哭发泄一下，或是想运动运动。如果这时妈妈来哄，新生儿就会通过越来越厉害的哭提抗议了：妈妈，让我尽情哭一会儿吧，别打扰我了。

新生儿夜哭的原因复杂

中医认为，新生儿夜哭除夜间饥饿或尿布潮湿等因素外，很可能与新生儿虚寒、蕴热等原因有关。

1. 虚寒：即新生儿身体虚弱，受寒后引起的病变。具体而言，是由于妈妈在孕期身体虚弱，使胎儿得不到充分的营养而禀赋不足，宝宝出生后容易受寒而影响到脾脏功能，夜间体内阴阳不调，阳盛而引起的腹痛，宝宝因疼痛而醒来哭吵。

2. 蕴热：即宝宝出生后因受热过度，致使神经系统兴奋性较高，因而容易烦躁不安，所以夜间哭声不断。

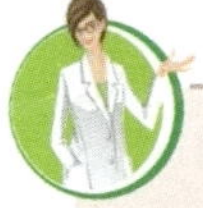

生理性啼哭和病理性啼哭

生理性啼哭是新生儿最常见的哭闹，饥饿、困倦、口渴、或冷或热、尿湿了不舒服或皮肤瘙痒等都会让宝宝用哭声向爸爸妈妈哭诉。

病理性的啼哭对于新生儿来说多由肠套叠或口腔疾病引起的。相对于生理性啼哭，病理性啼哭的声音有些尖或者嘶哑，常是突然爆发。爸爸妈妈要逐渐学会根据新生儿的啼哭判断其是否健康。

越治越重的腹泻

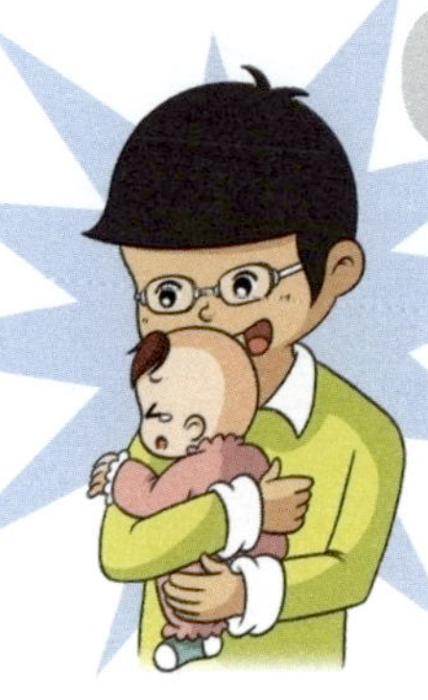

新生儿发生腹泻时不要乱用药

当新生儿出现腹泻后，不要盲目自行给新生儿服用，以免加重病情。

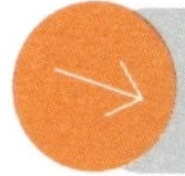

妈妈不要吃辛辣食物

对于母乳喂养的妈妈，在饮食上不能随心所欲，要考虑到哺乳期和新生儿的营养要求，尤其是妈妈不要吃辛辣食物，以免新生儿出现腹泻。

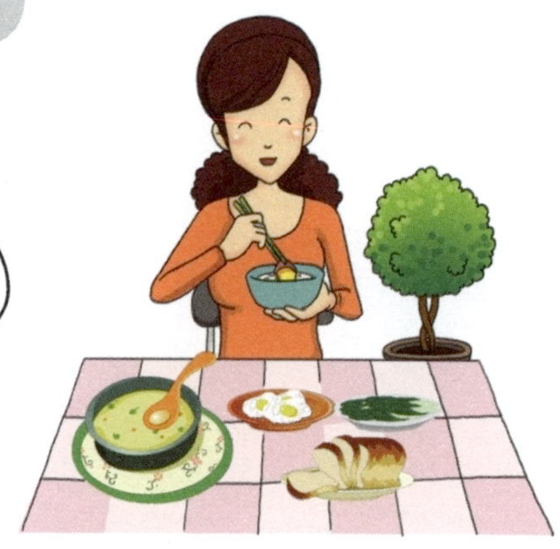

新妈妈，你知道吗？

新生儿期，由于感冒、喂养不当、餐具不洁、肠胃疾病等常会引起腹泻。当发生腹泻时，护理方法非常重要，饮食上可以适当少喂奶，腹泻如果久治不愈，就可能有些严重，这时要立即就医，查明原因，对症治疗。

腹泻为什么越治越严重

很多情况下，疾病也许并不严重，而是新手父母护理不当造成严重后果。

1. 自行给新生儿服用止泻药，尤其是抗生素。新生儿肠道内生态平衡尚未建立，使用抗菌素后，打破了生态平衡，会加重腹泻。

2. 妈妈怕新生儿吃奶多了加重腹泻，就有意识地减少喂奶量。这样可以减轻宝宝胃肠负担，缓解腹泻的症状。

3. 乳糖不耐受的新生儿一吃奶就会出现腹泻，尤其人工喂养的新生儿更容易出现。如果按照一般的肠炎治疗，就会越治越重。

怎样避免新生儿吃了就拉

新生儿一吃就拉，是新生儿肠道神经发育不完善，肠道极易被激惹所致。对此，可采用以下措施进行预防：

1. 哺乳妈妈忌吃辛辣食物。如果新生儿同时有湿疹，妈妈还要忌吃鱼虾等过敏食物。

2. 注意新生儿腹部保暖，以免腹部着凉加重腹泻。

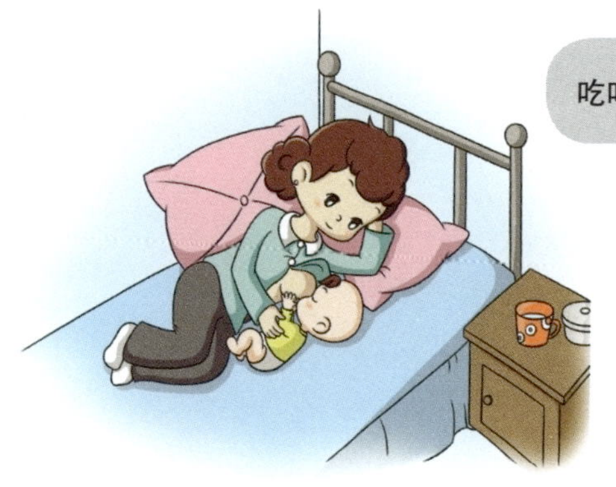

吃吃睡睡的习惯不好

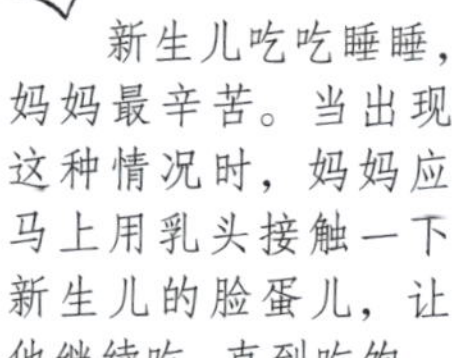

新生儿吃吃睡睡，妈妈最辛苦。当出现这种情况时，妈妈应马上用乳头接触一下新生儿的脸蛋儿，让他继续吃，直到吃饱。

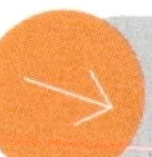

奶头太小导致新生儿吃吃睡睡

妈妈的乳头过小，新生儿就会由于不能完全含住奶头而吮吸不到充足的奶水，所以就吃吃睡睡。对此，妈妈可以在喂奶前，将乳头向前拉引几次哦！

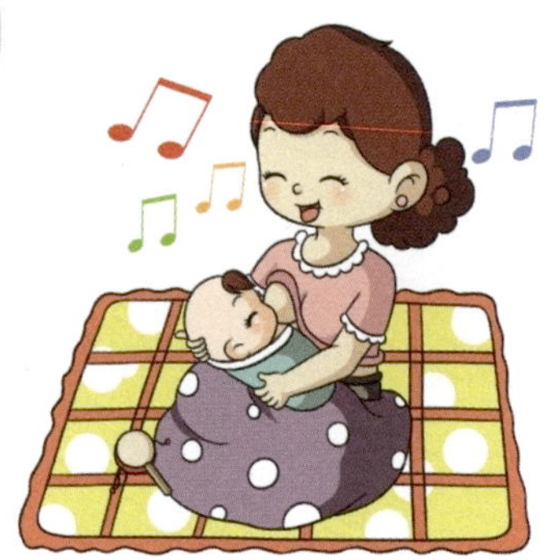

新妈妈，你知道吗？

新生儿吃奶时吃吃睡睡，可能是新生儿为早产儿，或吸吮能力弱、淘气。对于这类新生儿，妈妈更要有耐心地进行哺喂。

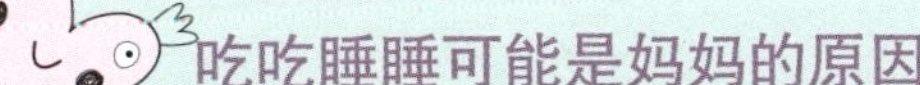

吃吃睡睡可能是妈妈的原因

1. 乳汁太少：新生儿吸着费劲，只好歇歇再吸。

2. 乳头太小：新生儿不能很好地含住乳头。

3. 妈妈没把乳晕放进新生儿口中而把宝宝鼻子堵住了。

4. 人口喂养使用的奶嘴奶孔太大或太小。

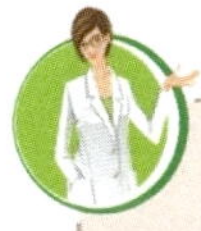

新生儿吃吃睡睡的相应对策

1. 乳汁太少：哺喂时用双手轻挤乳房，帮助乳汁分泌；两侧乳房轮流哺乳，每次 15 ~ 20 分钟。

2. 乳头太小：用手捏起乳头向外牵拉，拉起后停留 1 秒钟，每次 20 下，每天 3 ~ 4 次。尤其在喂奶前牵拉，效果更明显；用吸奶器吸乳头，连续吸 8 ~ 10 下，每次吸住停留半分钟，每天进行 2 ~ 3 次。

3. 没把乳晕放进口中而把鼻子堵住了：每次喂哺将乳头触及宝宝的口唇，诱发觅食反射，当宝宝口张大、舌向下的一瞬间，即将宝宝靠向自己，使其能大口地把乳晕也吸入口内。

4. 橡皮奶孔太大或太小：一般来说，将奶瓶倒过来时，每秒钟滴 1 ~ 2 滴为宜。但主要是根据新生儿的具体情况进行选择。

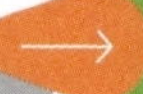

昼夜颠倒

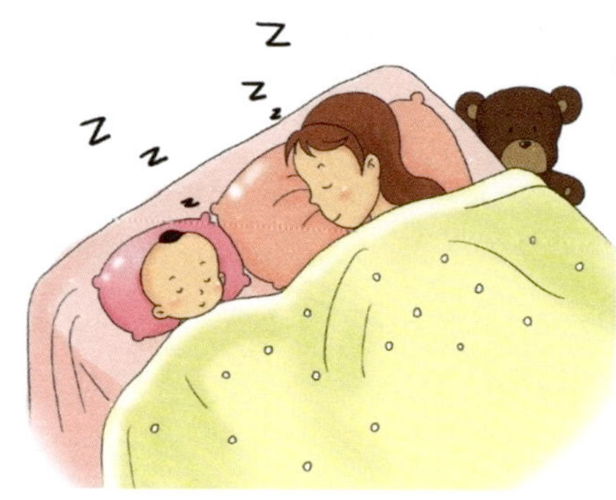

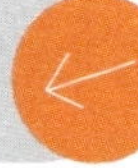

新生儿的睡眠与妈妈同步

呼噜噜，呼噜噜……看这小家伙和妈妈睡得多香甜啊！但是，这种现象，只有新生儿和妈妈的作息时间同步才能出现。

夜晚给新生儿创造安静的环境

想让新生儿识别夜晚，妈妈在夜晚到来时，应把新生儿的房间光线调暗，营造夜晚睡觉的良好氛围。

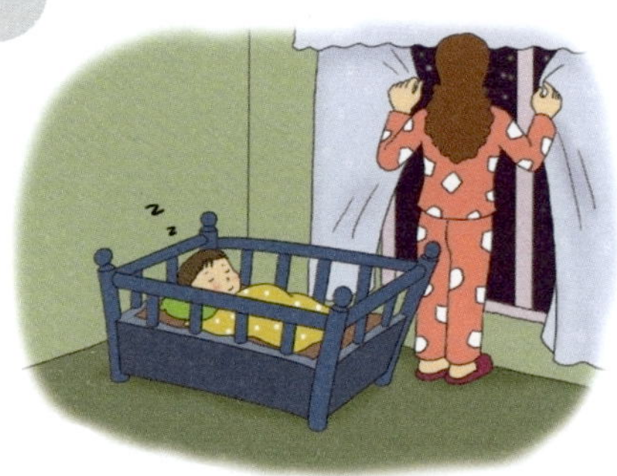

新妈妈，你知道吗？

由于新生儿的大脑功能还处于发育阶段，头脑中没有黑夜和白天的概念，所以，经常昼夜颠倒地睡觉。妈妈爸爸应该懂得一些技巧，帮助新生儿养成良好睡眠习惯。

怎样认识白天

1. 白天将新生儿放在活动床、睡篮中。

2. 白天，妈妈爸爸不要怕自己的动静惊动了新生儿，该做什么就做什么，不用刻意轻手轻脚。

3. 白天，妈妈给新生儿喂奶时，多和他聊天，使气氛活跃轻松起来。

4. 白天，最好在新生儿睡醒后，多和他玩游戏，让他逐渐意识到在白天应该玩游戏，而不是睡觉。

怎样认识夜晚

1. 只有到了夜晚，才将新生儿放在婴儿床上。

2. 夜间，将新生儿包裹得舒服了，这样，他在夜间活动时不至于受凉。

3. 夜晚，妈妈爸爸应保持室内环境安静，行动轻缓，音量放小。

4. 夜间，室内的光线要暗，让新生儿知道夜晚是黑暗的。

5. 若是新生儿在夜间醒来想要吃奶，妈妈应将他抱起，安静地喂奶，最好不和他说话。让新生儿知道，夜晚吃奶就是单纯地吃奶，不可以和别人做游戏或交流。

恼人的“夜啼郎”

对症治疗新生儿夜间啼哭

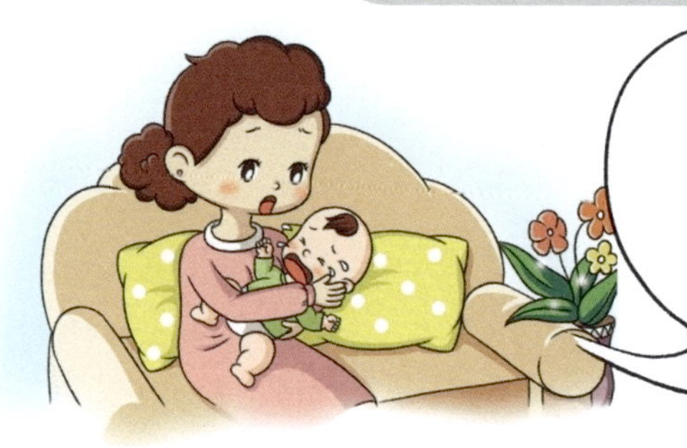

如果到了夜里十二点多，小家伙还在哭闹不停，这真是急坏了妈妈。在出现这种情况时，妈妈要及时找到导致啼哭的原因，比如，白天睡太久、睡前饱食、室内光线强等，这些问题解决了，“夜啼郎”就安睡啦！

啼哭可能是生病了

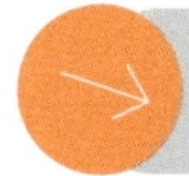

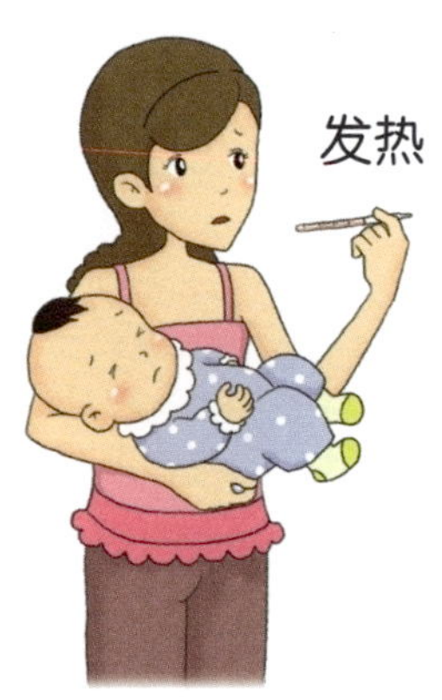

当新生儿由于出现疾病，导致身体不适时，啼哭就是他本能的反应。所以，妈妈在寻找新生儿夜间啼哭的原因时，也应该考虑到这一点。

新妈妈，你知道吗？

有些新生儿白天的状态很好，但一旦到了夜晚，就哭闹起来，若是长时间哭泣，且哭泣次数较多，导致新生儿没有正常的睡眠，就说明，新生儿患上了“夜啼症”。

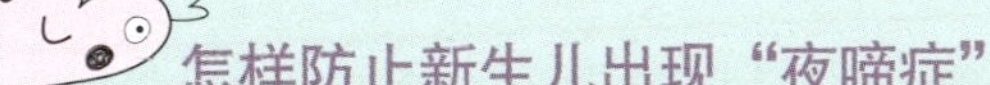

怎样防止新生儿出现“夜啼症”

1. 在夜间为新生儿营造一个舒适的睡眠环境，比如，室内的温度、湿度适中，室内光线较暗，枕头高度适中，被褥柔软等。

2. 睡觉前，让新生儿排泄大小便，并保证新生儿在睡前吃饱。

3. 不要让新生儿白天的睡眠时间过长。

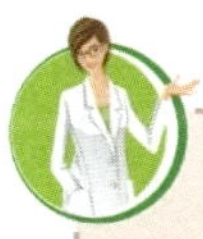

通过按摩改善新生儿“夜啼症”

1. 伸出大拇指，从新生儿的拇指指尖处顺着拇指的外侧，缓慢按摩至新生儿的掌根处，连续做 80 次左右。

2. 从新生儿的无名指指尖处顺着掌面，缓慢按摩至掌根处，连续做 80 次左右。

3. 从新生儿的腕关节处顺着前臂掌面正中，缓慢按摩至肘关节处，连续做 25 次左右。

4. 从新生儿的腕关节处顺着前臂大拇指掌侧面，缓慢按摩至肘关节，连续做 30 次，再捏新生儿手掌面和手腕横纹的中点处。

5. 找到新生儿的百会穴（位于头顶的正中心，通过两耳角直上连线，取中点），轻轻地按摩 30 次左右，再从上到下按捏新生儿的脊背 3 次。

宝宝体重下降有危险吗

新生儿出生后 1 周内的体重下降称之为生理性体重下降，这是由于宝宝出生后吃奶较少，身体通过排泄流失一些水分，所以这是一种正常的现象。妈妈不要误以为是宝宝病了而过于忧虑。只要注意合理喂养，宝宝很快就会增重的。

如果妈妈匆忙放弃母乳喂养的尝试，这样将使宝宝失去宝贵的吃母乳的机会。妈妈更不要因为担心自己的宝宝体重下降，强迫他多吃奶，这样会造成宝宝对吃奶的抗拒，甚至厌恶吃奶。

如果出生 1 周后体重仍不见增长，应及时查找原因。

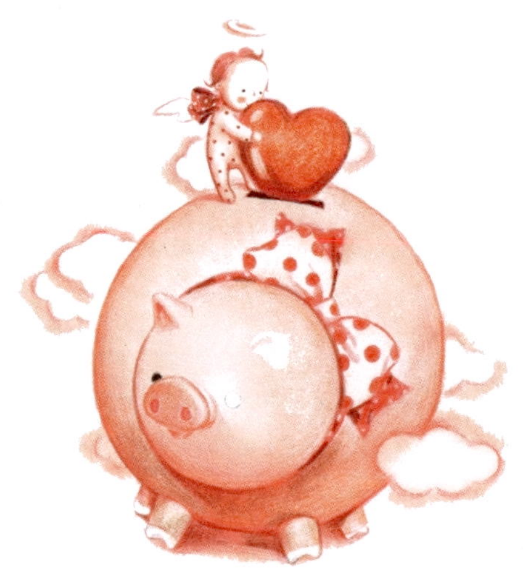

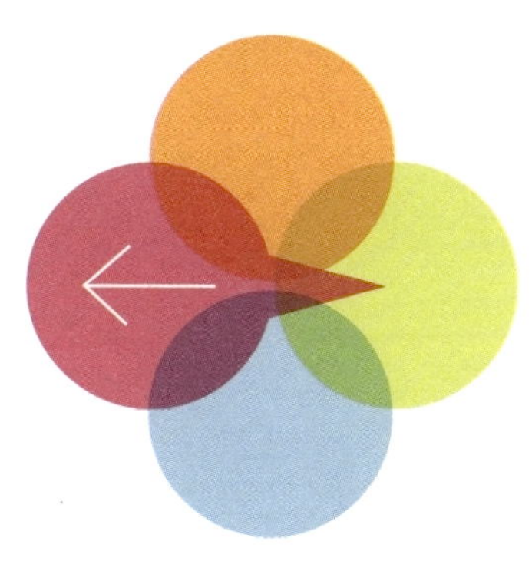

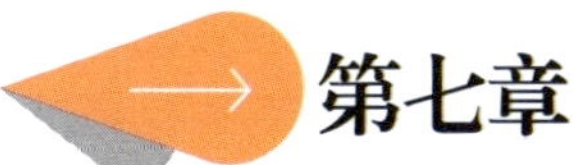

第七章

新生儿的早教训练

刚刚出生的新生儿具有很多本能和潜能，这些本能和潜能在不久之后便会消失。若是通过早教，将这些本能和潜能激发出来，新生儿的心智发展一定会爬上一个台阶！所以，从宝宝刚出生的那一刻起，就对其进行早教吧！

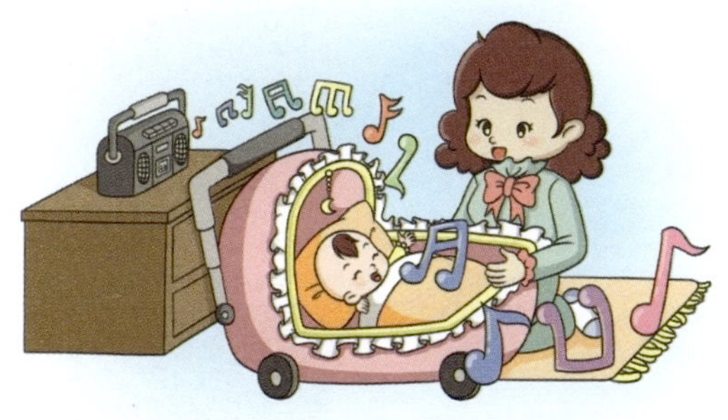

早教理念

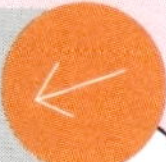

尽早与妈妈进行第一次接触

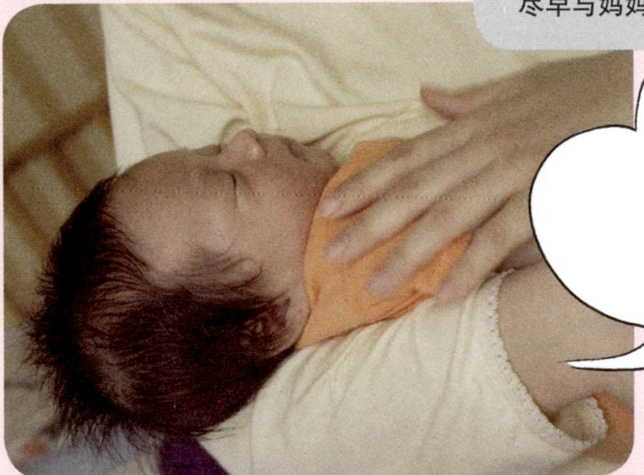

新生儿在刚刚出生的第一个小时之内，就应该尽早接触到妈妈。这样，不仅可以增强妈妈与新生儿之间的情感，还有利于新生儿今后良好性格的养成。

新生儿的潜能

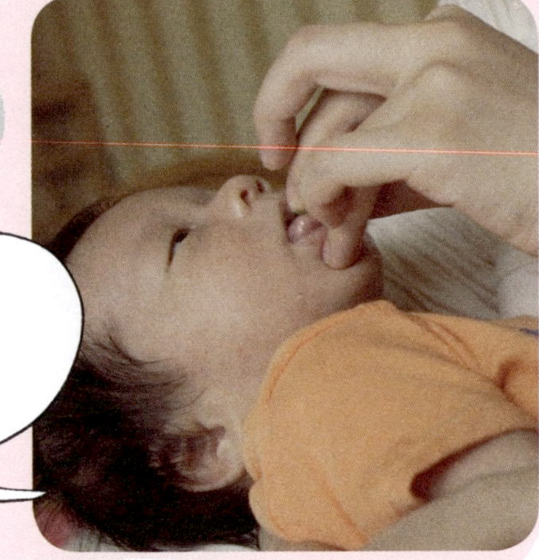

新生儿在刚刚出生时就具备多种潜能了哦！有时小家伙还会模仿妈妈吐舌头呢，多么可爱呀！看来他天生具有模仿力。

新妈妈，你知道吗？

早教主要是培养新生儿的智力，智力包括观察力、思维能力、记忆力、注意力、想象力和创造力。

在开发新生儿智力时，不能偏重于单个能力的培养。可以通过一些有计划、有目的的指导活动来完成，比如，通过引导新生儿游戏、讲故事、听音乐来培养和促进新生儿的注意力、观察力、想象力、创造力的发展。在早教中，培养兴趣，使新生儿产生求知欲望最为关键。

什么时候开始早教

早教最好一出生就应该开始。研究证实，人一生下来就有数十种潜能，如出生7个小时的新生儿，就会模仿成人吐舌头；3个月大的新生儿存在多种无条件反射；4个月大的新生儿颜色视觉接近成人水平……

许多与生俱来的本能和潜能，就像金矿一样，如果没有得到及时和适当开发，出生三四个月后就会消失，所以，新生儿早教，一出生就应该进行。

早教可促进新生儿的心理发育

现代育儿理论认为，新生儿在出生后的第一个小时内，和妈妈进行第一次接触，对其今后培养良好的性格和情感有着密切的关系。

此外，对有轻度智能迟缓的新生儿加强早教，可使其智力水平得到提高。

视觉游戏（1）

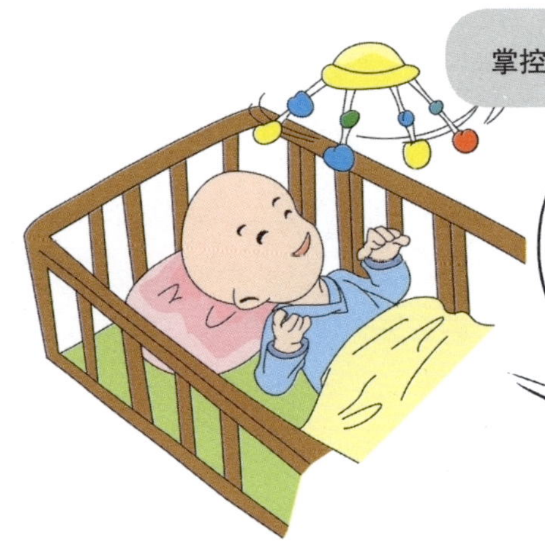

掌控好训练追视玩具的时间

小彩球转呀转，小宝贝乐哈哈！新生儿在出生后，很喜欢注视着移动的物体，用移动的物体锻炼新生儿的视觉是个好主意，但是，要注意，训练的时间不可过长哦！

看画训练法

训练新生儿的视觉，可以让新生儿欣赏画作，但是，最好是黑白色的画，因为此时的新生儿，对黑白画更为敏感哦！

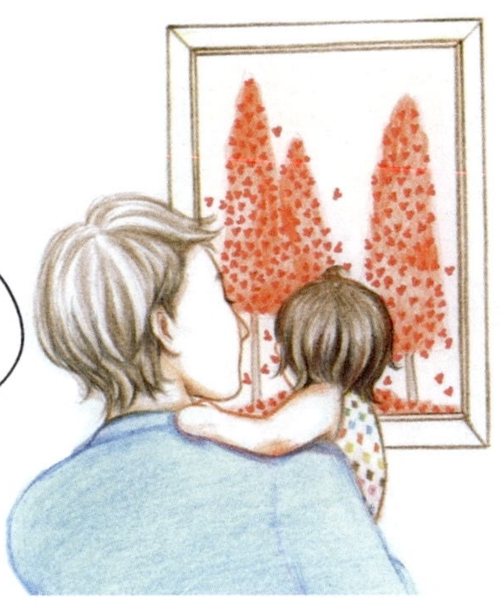

新妈妈，你知道吗？

新生儿具有活跃的视觉能力，能够看到周围的东西，甚至能记住复杂的图形，分辨不同人的脸型，喜欢看鲜艳动感的东西。所以，爸爸妈妈可以对新生儿进行视觉能力训练。

对视法

新生儿最喜欢看妈妈的脸。当妈妈注视他时，新生儿会专注地看着妈妈的脸，眼睛变得明亮，显得异常兴奋，有时甚至会手舞足蹈。这是人类最完美的情感交流，也是最基本的视觉能力训练。

动态玩具法

让新生儿学习追视，新生儿喜欢左顾右盼，极少注意正前方的东西。这时父母可以慢慢拿些玩具在新生儿眼前移动，新生儿的眼睛和追视玩具的距离以 15 ~ 20 厘米为宜。训练追视玩具的时间不能过长，一般控制在每次 1 ~ 2 分钟，每天 2 ~ 3 次为宜，否则会引起新生儿的视觉疲劳。

静态玩具法

当新生儿睡醒时，他会睁开眼睛到处看，这时可以为新生儿预备几幅挂图，最好是模拟妈妈脸的黑白挂图，也可以是条纹、波纹等图形。挂图要放在距新生儿眼睛 20 厘米处。由于新生儿对新奇的东西注视的时间比较长，对熟悉的东西注视的时间短，所以每隔 3 ~ 4 天应换一幅图。另外，也可以在新生儿的房间悬挂一些彩色气球、小灯笼等彩色玩具。悬挂的玩具品种可多样化，还应经常更换品种和位置，悬挂高度以 20 ~ 25 厘米为宜。

视觉游戏（2）

用晃动的物体吸引新生儿的注意力

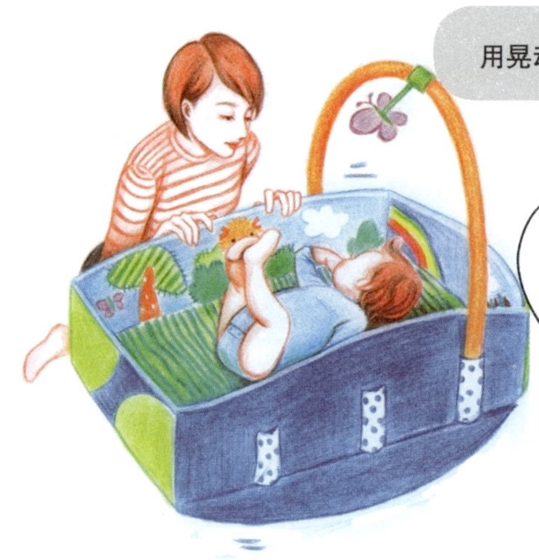

妈妈在训练新生儿视觉的时候，可在新生儿的睡床上方吊一个可以晃动的小物体，吸引新生儿的注意，并适当拨动物体。

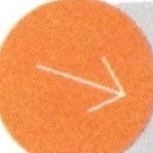

给新生儿看色彩鲜艳的玩具

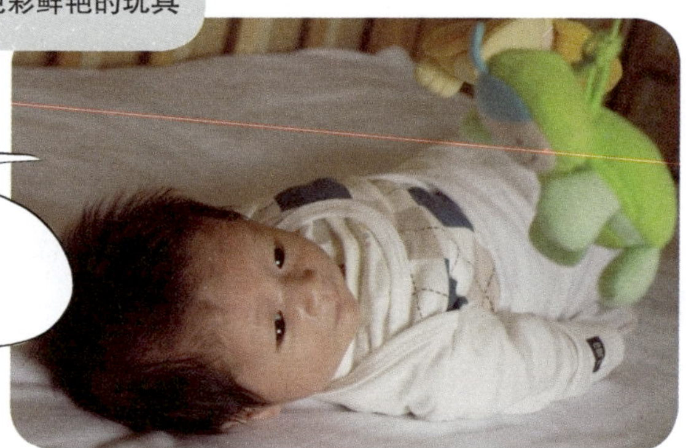

妈妈在训练新生儿视觉的时候，可以拿色彩鲜艳的玩具，让新生儿躺在婴儿车上看。

新妈妈，你知道吗？

迷你手电筒法：新生儿喜欢看亮光。由于新生儿的视力还比较微弱，可用迷你手电筒（有点光就行）来训练新生儿的视觉能力。先将迷你手电筒摆在新生儿视线的一侧，距新生儿的小脸 20 ~ 25 厘米，在第一个月内，新生儿会稍加凝视；到一个月大时，如果慢慢移动手电筒，新生儿的视线会追随亮光，一般要等到 3 个月大以后，新生儿才能完成左右 180° 捕捉物体的动作。

看彩球法

让新生儿保持仰卧，把彩球放置在新生儿的胸口上方，距离眼睛 20 ~ 25 厘米的高处，引起新生儿的凝注。一个星期后，摆动新生儿眼部上方的彩球，让其按照一定的顺序有规律地左右移动。两个星期后让彩球进行有规律的上下移动，并向左右移动。一个月时，使彩球转动 360° 。

拨弄红色小球

在新生儿的可视范围内悬挂红色小球，距离为新生儿可触及的范围；然后妈妈轻轻摇摆小球，吸引新生儿的注意，逗引新生儿看到红色小球，并试着伸手去拨弄。如此频繁训练，新生儿可准确地将手伸到小球旁。这个游戏说明新生儿视觉经过训练比以前精确，可分辨细小的东西而且手眼协调能力良好。

进行视觉能力训练时应注意什么

1. 进行视觉能力训练，每日可训练多次。

2. 新生儿在注视同一视物 3 ~ 4 天之后，注视的时间就会明显缩短。如从 7 ~ 10 秒缩短为 3 ~ 4 秒时，这时就要更换新生儿面前的视物。每隔 3 ~ 4 天换一幅新的图案。

听觉游戏

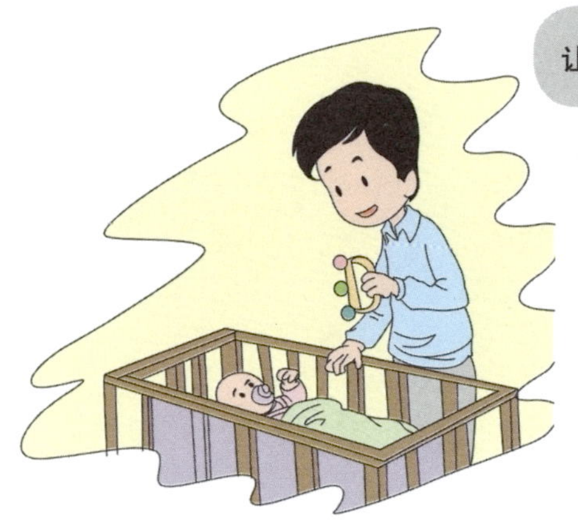

让新生儿听声音

训练新生儿听觉时，可以创造出多种声音，让其自己感受。

给新生儿听轻松的音乐

哇哈哈！好欢快的音乐哦！妈妈快来，和我一起摇摆！轻松愉快的音乐，总能唤起新生儿的听觉神经，让其感受到声音的愉悦感。

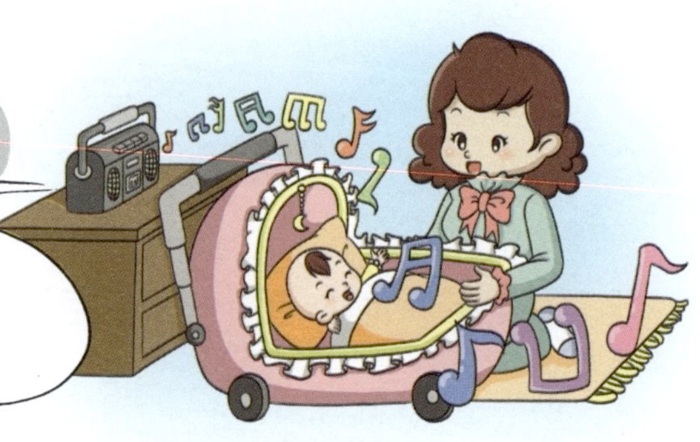

新妈妈，你知道吗？

现代科学已经证明，胎儿在妈妈体内就具有听的能力，并能感受声音的强弱，音调的高低和分辨声音的类型。所以，新生儿不仅具有听力，还具有声音定向的能力，可以分辨发出声音的地方。因此，对新生儿进行听觉能力的训练是切实可行的。

音响玩具法

新生儿醒来时，爸爸或妈妈可在新生儿耳边轻轻摇动一些能发出声响的玩具，如音乐盒、摇铃、拨浪鼓、吹塑捏响玩具，以及能拉响的手风琴等，引导新生儿转头寻找声源。注意声音要柔和、动听，声音不要长时间连续，否则新生儿会失去兴趣而不予配合。

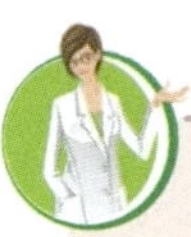

制造声音法

爸爸妈妈可以在新生儿醒着时，制造出一些声响，比如，闹钟、门铃、电视等发出的声响，并鼓励他主动寻找声源，同时对新生儿说："这是什么声音呀？"当新生儿的眼光落在声源处时，应告诉其"这是闹钟"。

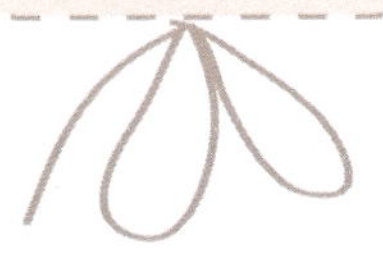

音乐欣赏法

选择一些优美、轻柔、明快的中外古典音乐、现代轻音乐和儿童音乐给新生儿听，每天固定一个时间，一次播放一首乐曲，每次 5 ~ 10 分钟为宜。播放时先将音量调到最小，然后逐渐增大音量，直到比正常说话的音量稍大点即可。

激发新生儿的语言兴趣

用玩具逗引新生儿

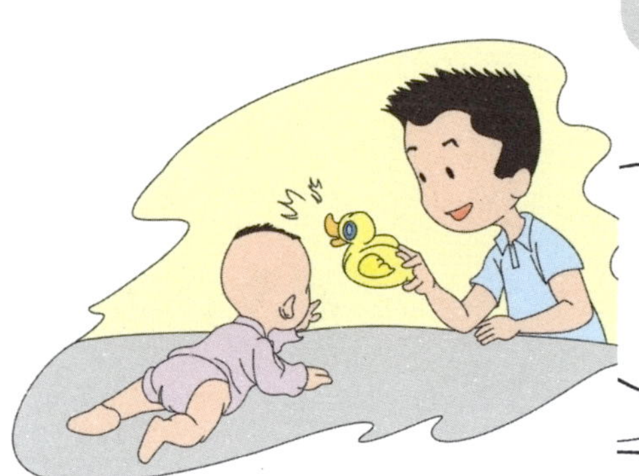

小鸭子，呱呱呱……看看，爸爸在这里哦！让新生儿俯卧，在其前面拿着小鸭子玩具，学着小鸭子逗引新生儿，和其说话，慢慢地，新生儿便会发出一些咿呀声了。

爸爸与新生儿面面相对

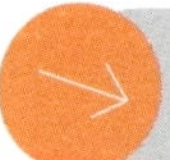

妈妈抱着新生儿，爸爸对着他说话，小家伙手舞足蹈的，多么开心呀！经常如此，新生儿就有想要说话的欲望！

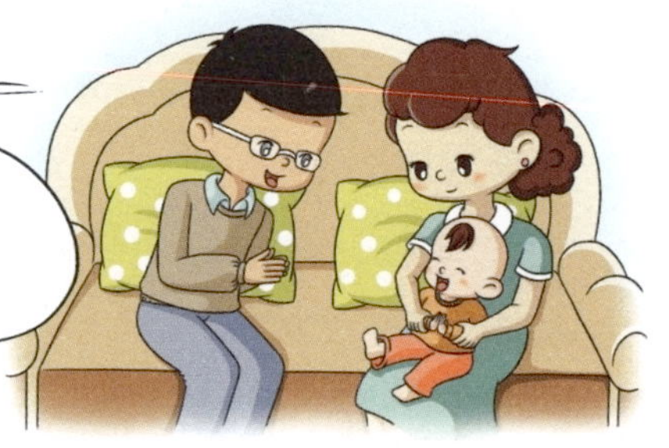

新妈妈，你知道吗？

刚出生的新生儿就可以对声音做出反应，但他的发音器官还不完善，只是细小的喉音，两周左右可以分辨人的声音和其他声音。爸爸妈妈一定要抓好时机，多和新生儿说话，多给予新生儿赞扬和微笑，激发新生儿的说话兴趣。

回应引导发音

新生儿啼哭后，爸爸妈妈可以模仿新生儿的哭声。这时，新生儿会试着再发声，通过几次回应对答，新生儿就又会喜欢上这种游戏似的叫声，渐渐地，新生儿就可以学会叫，而不是哭。此时，可以把口张大一些，用“啊”来代替哭声诱导新生儿对答，循序渐进地教新生儿发音。如果新生儿无意中发出了一个元音，比如，“啊”、“哦”等，都应以肯定、表扬的语气回应。这样可一点点激发新生儿说话的兴趣。

激发新生儿语言的其他方法

1. 爸爸妈妈与新生儿面面相对，对着新生儿发出一些元音，让其知道这些元音是怎么发出来的。

2. 妈妈手中拿玩具，扮演玩具的角色和新生儿聊天。

3. 新生儿喜欢观察移动的物体，妈妈可以拿着玩具一边走动，一边对新生儿说话。但不要走出新生儿的视线。

训练新生儿抬头的方法

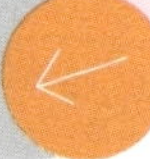

逗引新生儿抬头

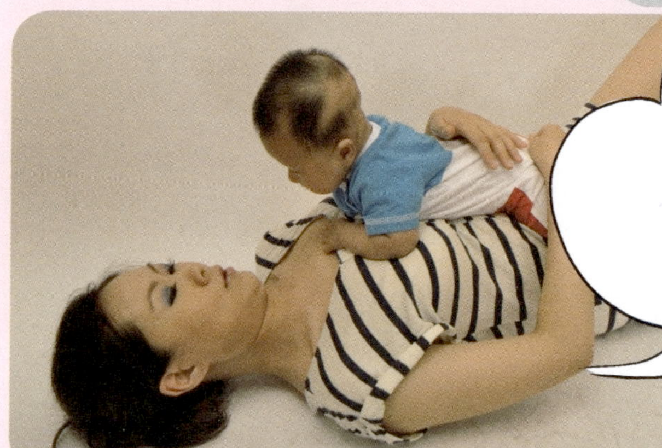

妈妈或者爸爸仰卧，让新生儿趴在胸前，新生儿本能的反应，会不时地将头抬起。在这个时候，妈妈或者爸爸也可以和宝宝说说话。通过这个抬头的动作也可以训练新生儿的颈部肌肉。

给新生儿按摩，达到放松的目的

在每次做完抬头训练或洗完澡，妈妈要记得给新生儿做按摩，不要以为新生儿什么都不懂，他是可以感受到抚触所带来的舒适的。

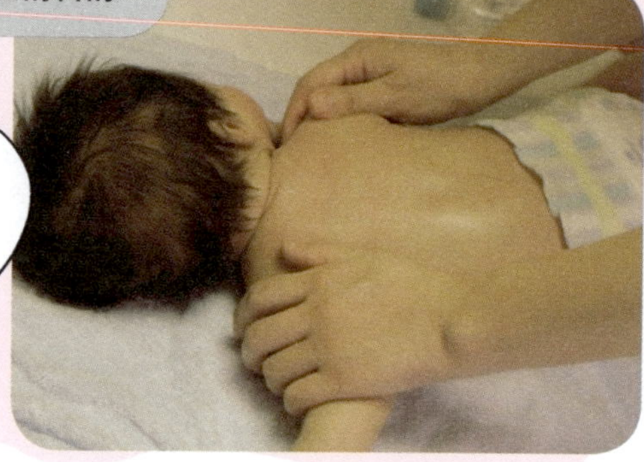

新妈妈，你知道吗？

新生儿只有抬起头，视野才能开阔，智力才可以得到更大的发展。但是由于新生儿不具备自己抬头的能力，所以需要爸爸妈妈的帮助。

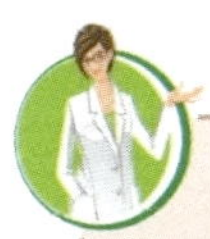

训练的时间

在进行抬头训练时，最初可每天进行 10 ~ 30 分钟，之后随着时间的推移，依据新生儿的具体情况，慢慢延长训练的时间，并增加次数。在训练的过程中，应该给新生儿休息的时间，以免过于劳累。

怎样帮助新生儿抬头

1. 当新生儿吃完奶后，妈妈把新生儿的头靠在自己肩上，然后轻轻地移开手，让新生儿自己竖直片刻，每天做四五次。此法在新生儿空腹时也可以做。

2. 让新生儿空腹趴在床上，用小铃铛、拨浪鼓或呼唤新生儿乳名，引逗新生儿抬头。

3. 让新生儿自己俯卧在妈妈的腹部，将新生儿的头扶至正中，两手放在头两侧，逗引他抬头片刻。

4. 在室内的墙壁上挂上一些彩画或色彩鲜艳的玩具，将新生儿竖起来抱抱，让其看看墙上的画及玩具。此法不仅对抬头训练有益，还可锻炼新生儿的颈部肌肉。

训练新生儿做伸展、爬行、迈步运动

新生儿爬行反射训练

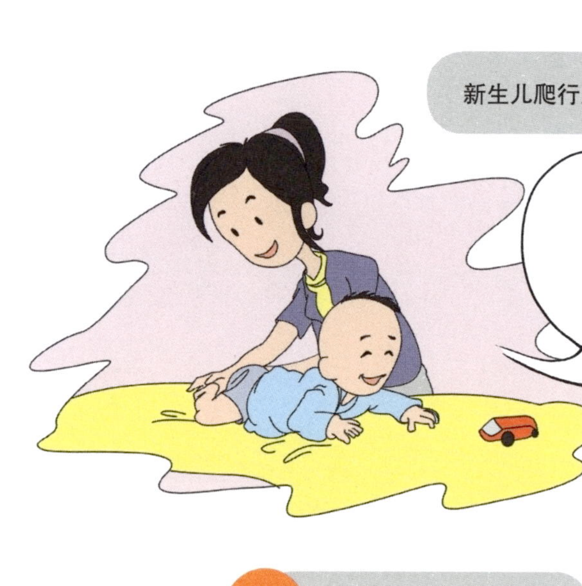

父母可以用手掌轻轻抵住新生儿的足底，他就会试图向前爬行，尽管起初爬不了，但只要尽力就行。爬行训练的时间不宜太久，控制在每天1～2次，每次1～2分钟较为适宜。

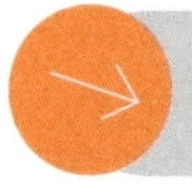

帮助新生儿做迈步动作

在帮助新生儿做迈步动作时，万万不可心急哦！一点点来，给新生儿一个适应的时间，每次锻炼不要超过3分钟。

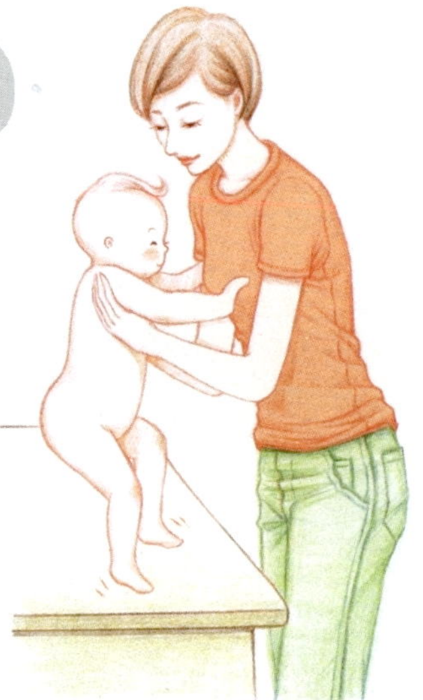

新妈妈，你知道吗？

伸展运动：洗澡或换尿布的时候，可以帮新生儿伸展一下身体。这个时期不可以用力拉新生儿的手、脚。帮他伸展身体时，只需将关节稍为弯曲，新生儿就会反射性地伸开他的关节。除了关节外，轻触新生儿的膝盖内侧、身体、手等，新生儿也会反射性地伸展他的身体。

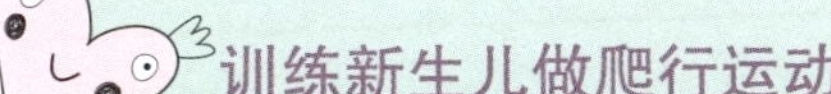

训练新生儿做爬行运动

新生儿具有爬行的先天条件反射，对新生儿进行爬行训练，可在其洗完澡或睡醒觉时进行。

先为新生儿做皮肤按摩，新生儿感到舒服后会主动要求动一动。妈妈可以用手掌轻轻抵住新生儿的足底，他会试图向前爬，这时他只能爬几厘米。爬行训练的时间最好控制在1～2分钟，每天进行1～2次。通过爬行训练，新生儿颈部及背部的肌肉可以得到很好地锻炼，四肢也会更有力量。

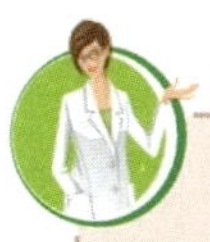

训练新生儿做迈步运动

新生儿具有向前迈步的先天条件反射，若新生儿身体健康，情绪很好，便可进行此训练。

做迈步训练时，爸爸妈妈托住新生儿的腋下，并用两个大拇指控制好新生儿的头，然后让新生儿光着脚丫接触桌面等平整的物体，这时，新生儿就会做出相应而协调的迈步动作。虽然新生儿的脚丫还不能平平地站在物体上，但此训练对新生儿的发育和成长有益。

做迈步训练时间控制在每天3～4次，每次3分钟较为适宜。

触觉游戏

新生儿的触觉器官敏感，全身皮肤都有灵敏的触觉能力，有舒适、冷热、疼痛等各种感觉。新生儿最喜欢妈妈的怀抱，也喜欢接触质地柔软的物品。爸爸妈妈应用各种方法刺激新生儿的触觉，以促进新生儿的心智发展。

在生活中，可以有意地给新生儿提供各种不同性质的玩具，比如，毛茸茸的玩具狗、光滑的金属汽车等，供新生儿触摸摆弄，让他接触冷暖、软硬等性质不同的物体，在实践中逐渐发展新生儿的触觉功能。

虽然这些小事情看起来微不足道，但是对于宝宝的各方面的发育都很有益处。通过触摸不同感觉的物体，宝宝的触觉功能能得到很快的发育。所以，爸爸妈妈一定要在生活中重视对宝宝的触觉训练。

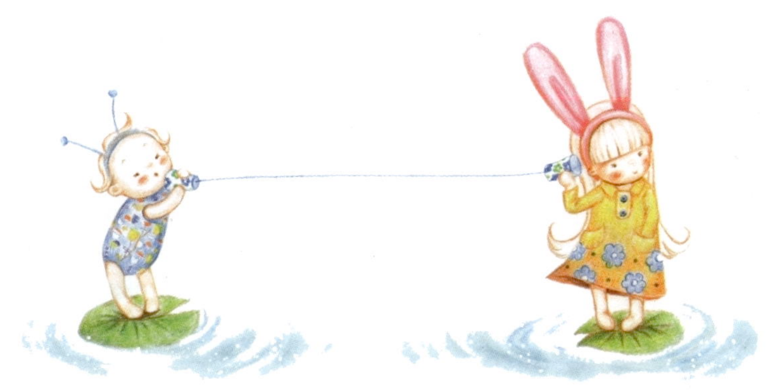